原書名：健康，不是數字說了算

健檢做完，然後呢？

從自然醫學觀點，
拆解數字真相，
掌握對症處方，
找回健康！

自然醫學博士
陳俊旭 著

【作者序】

健檢做完了，然後呢？

習醫近三十年來，我一直在思考：人為什麼會生病？

長壽村的人和台北人（或任何高度都市化的城市，如上海、北京），誰比較健康？在台北，我們擁有設備齊全的醫學中心、優秀的醫療人才，甚至在醫學常識、消費能力、食品衛生、農業科技等各方面，都遠遠優於長壽村。但老實說，台北人真的比較不健康。為什麼會這樣？主要原因在於台北人違反了健康的基本原則，以及坊間充斥了各種迷思。

破除以訛傳訛的健康迷思

這八年來，我之所以不斷寫書的目的，就是要宣導正確的健康知識，以及破除以訛傳訛的健康迷思。

在這資訊爆炸的世代，隨便上網或打開電視，就可免費獲取大量健康知識，但是正確性如何，卻無人追究，甚至醫護人員宣導的觀念，也隨著醫學日新月異，可能後來被推翻、修正。

追求健康其實很簡單，就像學英文一樣，只要符合「聽、說、讀、寫」的順序，任何人都能說得一口好英文，但是，違反這個順序，卻怎麼學都學不好。同樣的道理，一個人想要健康，必須遵守一些基本原則，一旦違反，就要付出代價。

健檢異常不等於生病

台灣是我見過最流行健康檢查的地方，而且96%的成年人檢驗數值有異常。但是，大多數人拿到檢驗報告之後，卻沒有醫師來詳細解說，頂多只是被告知要清淡飲食、體重控制而已，或是醫生直接就開降血壓、降血糖、降膽固醇、降尿酸藥物，定期服用。

其實，在「健檢異常」和「生病吃藥」之間，還有很多事可以做，但現今的醫療體系，卻對此沒有太多著墨。我寫這一本書的目的，就是要彌補這個鴻溝。

台灣現行的健檢流程，有兩大問題，第一，健檢報告未仔細解說，讓民眾有看沒懂。第二，對於異常數值，沒有積極有效的應變措施。市售健檢書籍也不少，但都蜻蜓點水，不夠深入，無法滿足廣大民眾需求。有鑑於此，我決定要寫這本書，並從自然醫學的角度，深入剖析健檢的十二大迷思。

本書對於膽固醇、血糖、血壓、尿酸、甲狀腺……等等問題的探討，超越目前主流西醫的認知架構，甚至和主流衛教有很大差異，不管您是一般讀者或是醫療人員，請以開放心胸（open minded）來閱讀，保證會有很大的收穫。

不管是公開演講或是寫書看診，我所說過的每一句話都是有根據的，絕不是憑空想像，因為我必須對我的專業負責。從第一本書開始，我就想要在書中重要觀念後面註明出處，並在書末附上相關文獻，但是，基於種種原因一直無法如願。不過，細心的讀者可能會發現，我在本書的第一章做到了，這是因為該章的觀念實在太新穎了，為避免引起不必要的口水戰，特別附上文獻出處，好讓持有不同意見的讀者可以先閱讀那些權威期刊。

能治病的就是好醫學

自然醫學是一門既古老又新穎的醫學，歐美幾千年來的主流醫學，一直都是自然醫學，翻閱以前的藥典和醫學院課程表就可證實，直到十九世紀末，主流醫學受到化工業的影響而逐漸轉型，經過二次大戰的洗禮，化學製藥業的蓬勃發展之後，才演變成當今注重人工藥物與手術的醫學，已經和傳統的歐美醫學大相逕庭。很多人不知道，現代的主流西醫，其實只有一百多年的歷史，而自然醫學才是歐美的傳統醫學。二十世紀初，美國的自然醫學因為人工藥物和手術的興起，曾大幅衰落，但二十世紀末，因為主流西醫對慢性疾病的療效不彰，又開始受到民眾的青睞。

很多人以為自然醫學只能透過補充營養品、草藥，或是調整飲食來改善健康，殊不知，美國的自然醫學教育必須經過正規醫學院訓練，畢業後可考自然醫學醫師執照，也能診斷與開藥。很可惜，台灣目前沒有這個科系、也尚未開放這類的醫師執照考試。美國的現代自然醫學，早已脫胎換骨，在古老的基礎上注入了現代科技，從順應自然的角度出發，有相當傑出的效果。美國的自然醫學醫師大衛伍德說，運用自然醫學的方法，80％以上的慢性病都可以逆轉或痊癒。

醫學之目的在於救人，因此不分古今中外，只要能治病就是好醫學，就有存在的必要。例如，主流西醫、中國醫學、自然醫學、整脊醫學，甚至印度醫學，都各有獨特的優點，但同時也有不足之處，若能整合運用，相信必能相輔相成。像是美國有許多州，民眾可依自己的需求，選擇適合的方式來就診，而不同醫學之間也彼此尊重，互相轉介，這才是為全民的福祉著想。若是因為專業知識的不同，而彼此對立，甚至排斥病人去就診，可能會阻礙治癒的機會，損失的是全民的健康。

醫學浩瀚，出書匆促，若有錯誤之處，還盼各方賢達指正，以利再版修訂。來電請洽「台灣全民健康促進協會」，（02）7741-6766，或於「陳博士聊天室」部落格留言，也可到我的臉書官方粉絲團互動（FB請搜尋：陳俊旭 美國自然醫學博士）。期待在大家的共同努力之下，健康迷思能夠越來越少，每個人都可以活得好又活得老！

【前言】

你也可以和長壽村的人一樣健康

本書洞察常見健檢的許多迷思，並提及許多健檢項目的標準值。我要特別提醒讀者，書中所列的所有「標準值」，或是「正常範圍」，僅供參考。因為，不同檢驗所、不同儀器、不同的檢驗法，都會有不同的標準值，也就是說，要以檢驗報告上的參考數值作為判斷標準，不能一成不變。另外，這些健檢項目，世界各國目前採用兩套不同標準單位，例如加拿大和美國同樣位於北美洲，但兩國的健檢數值單位就完全不同，舉例來說，加拿大的血糖值5.6 mmol／L，等於美國的100 mg／dL。台灣受美國的影響，採用美國的單位。所以，看到不同國家的檢驗報告時，也要認清單位，才不會搞錯。

健檢項目非常龐雜，本書因篇幅有限，無法一一詳述，僅列出最常被誤解的項目、以及最需要澄清的迷思，以12章的篇幅，深入探討。至於其餘常見健檢抽血項目，謹以表格呈現在本書附錄，給有需要的人參考。至於某些項目，讀者若有興趣深入了解，等以後有機會，我再出書補述。

診斷疾病，不能光靠健檢

這本書把最應該知道的健檢訊息，都寫進來了，最好人手一冊，而且20歲以上，就需要閱讀。因為罹病年齡層不斷下降，提早閱讀，可以提早預防，即使自己健康尚未出現問題，也可幫助家裡長輩恢復健康。這本書不是人云亦云之作，其中有許多觀念深具前瞻性，大部分的對策都是簡易可行、效果顯著，絕不會浪費讀者時間。

健檢報告出爐之後，一定要搞清楚所有內容，不但異常部分要釐清數值背後的含義，連正常部分也要注意是否接近臨界點。甚至，我在書中也提到，許多數值正常或異常也是僅供參考，因為不一定能反映真實情況，必須再做進一步確認。如果看健檢報告就可以診斷疾病，那就沒有醫師存在的必要了，靠醫檢師就可以看病了。

把握8大原則，健康好簡單

人體是一部精密的機器，要定期健檢，提早發現問題，提早處理，並避免衍生其他問題。就像汽車一樣，要定期保養、檢驗、維修，就可以使用很久。長壽村的人，並沒有念過醫學院，腦中的醫學知識甚至遠不如都市人，但是，他們卻在「影響健康的5大因素」方面做得很好，例如飲食正確、污染最低、情緒愉悅、作息正常、運動適量，並且在空氣、陽光、水這「生命3要素」方面都達到最佳條件。換句話說，一個人要健康長壽，必須謹守這「8大原則」。

做對了，健康就很簡單；做錯了，即使吃藥打針，都很難恢復健康，這就是大自然的規律。現代人的慢性病越來越多，這是事實，我不是替健檢中心做廣告，但是，定期健康檢查的確有其必要，只是千萬不要流於形式，檢查出來之後，一定要積極面對、有效處理。

本書對於常見的健檢異常，有明確的處理方針，例如建議哪些特殊營養保健品或天然草藥，可以改善哪些異常。但在實行該療法之前，積極調整健康的「8大原則」則是必備的。在8大原則當中，又以「飲食正確」最為重要，也就是說，不管任何人，不管任何健檢異常，甚至任何疾病狀態，若能做到「Dr Chen基本飲食套餐」，就可以明顯改善。所以，我整理如下，希望讀者認真執行。

陳博士基本飲食套餐（Dr Chen's Basic Diet Package）

以下15點是我多年來不斷推廣的正確飲食基本原則，適用於任何健檢異常、任何疾病的人。想要健康，先做好這15點，身體就好了一半，其餘再用針對性的特殊療法來加強，80％以上的慢性病就可慢慢恢復正常。簡單說，這個套餐，是追求健康的基本條件，是我美國診所每一個病人都要遵守的入門階梯。

Tip1 完整食物

任何食物，一定要吃它的天然原貌，也就是不吃加工食物，除非你自己做，或是你親眼看到這些加工食物如何從天然完整的原料製作而成，才能避免吃到加工食物裡面的食品添加物。

人工食品添加物不管是合法或非法，對健康都不好，但卻充斥市面，防不勝防。

Tip2 有機食物

盡量只吃有機食物，若嫌有機認證食物不好買，可挑選信得過的菜販，到菜園參觀，看有沒有農藥和化肥的蹤跡。若嫌有機蔬菜貴，則可自己種。有院子的人，把草皮或花圃改成菜園，院子若不夠大，可設計立體菜園。沒有院子的人，則在公寓前後陽台的護欄花架，拿掉花盆，改種有機蔬菜。若院子、陽台都沒有的話，那就只好在客廳種菜，採用魚菜共生（aquaponics）的方法，若善用空間，可提供相當充裕蔬菜供應量。

Tip3 食物四分法

任何疾病、任何人都要遵守的基本飲食比例，非常重要，每一餐都要嚴格執行。（請參考《發炎，並不件壞事》第94～100頁）

Tip4 多吃好油、少吃壞油

我從2006年開始呼籲，市面上95％都是壞油，食安問題不斷被踢爆，證實壞油、假油充斥的嚴重性，事件落幕不代表問題已杜絕。在證實眼前食物是用好油加工或烹煮之前，要假設是壞油。好油就是天然的油，未精製、未氧化、未氫化、未發霉、未污染、未回收。純正冷壓苦茶油、橄欖油、椰子油、亞麻仁油、魚油是我常用的好油。

Tip5 每周外食不超過2次

外食充滿地雷，能做出健康料理的餐廳實在是鳳毛麟角。為了自保，盡量減少外食，外食時也要啟動敏銳感官，若有疑問，馬上吃解藥。

Tip6 吃解藥

外食中的油幾乎都是壞油，吃到任何煎炒炸的食物，包括炒菜，要當下、立即、馬上、瞬間吃下抗氧化劑當作解藥，例如維生素C、維生素E、生物類黃酮……等等。半片炸排骨大約要吃下3公克的維生素C，吃越多壞油，就要依比例吃越多解藥。如果發覺食物不新鮮，馬上吃下腸益菌或足量的胃酸膠囊當解藥。若吃到味精，可用幾粒超級排毒配方、天然B群、一大杯有機蔬果汁，或2大顆的有機水果當解藥。

Tip7 低溫烹調

不吃煎炸食物。烹飪以涼拌、水煮、清蒸、醃漬為原則。

Tip8 新鮮蔬果汁

每天適量喝現榨蔬果汁，超過1000cc時要濾掉纖維。

Tip9 餐前飢餓感

不餓不吃，寧願跳過，下一餐再吃。

Tip10 睡前空腹感

不吃宵夜，而且睡前3小時不吃東西，因為除了會淺眠多蔔、腰腹肥胖之外，還會拖累腸胃功能，衍生疾病。

Tip11 吃八分飽

在腸胃功能最佳化的前提之下，正常人每餐吃七、八分飽，若要減肥，則吃五、六分飽。若要增重，則吃十分飽。注意，若要增重，記得同時要做重量訓練，增加的才是肌肉、而非肥肉，也才能雕塑身材。也要注意，精製澱粉比例越高，腰腹部的肥肉長得越多。

Tip12 胃腸最佳化

腸胃功能若不佳，食物中的營養素就不能完全吸收，甚至營養保健品或天然藥物裡面的成分也不吸收，吃了也排掉，等於沒吃，身體就缺乏自我修復的原料，難以保持健康，會提早衰老與生病。人的年紀越大，通常腸胃功能越弱，腸胃功能越弱，人的衰老就越快，形成惡性循環。針對腸胃功能的問題，我有一系列的好方法，可以調理正常，甚至恢復到青春期的腸胃狀態，以後專書再述。

Tip13 少吃過敏原與毒素

80%的現代人都有慢性食物過敏，雖然不一定有過敏症狀，但若持續吃過敏原或毒素，則會干擾身體運作，使健檢異常或相關疾病不容易自行修復。

Tip14 適量補充綜合維生素或對症營養品

禁吃人工綜合維生素，只能吃天然維生素，若能吃到有機認證的天然綜合維生素則最理想，但市面上極少，以人工合成居多。

Tip15 抗氧化水，每日2000cc

不喝含糖飲料、市售果汁、咖啡。偶爾喝南非國寶茶或有機冷泡茶。比較不建議喝熱茶的原因是咖啡因和單寧酸較多。

遠離慢性病風險的 15 個飲食好習慣

① 不吃加工食品

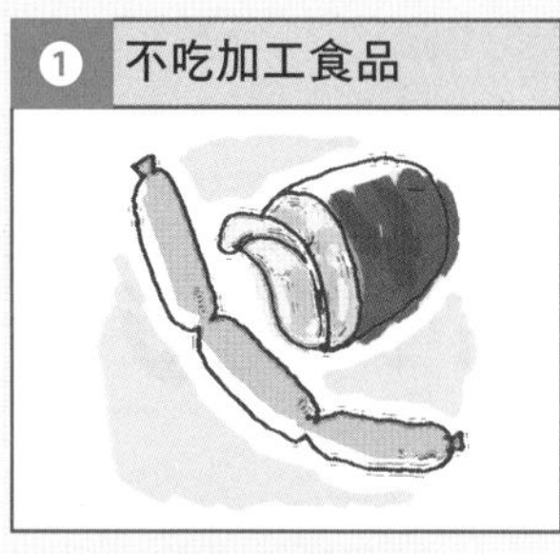

② 多吃有機食物

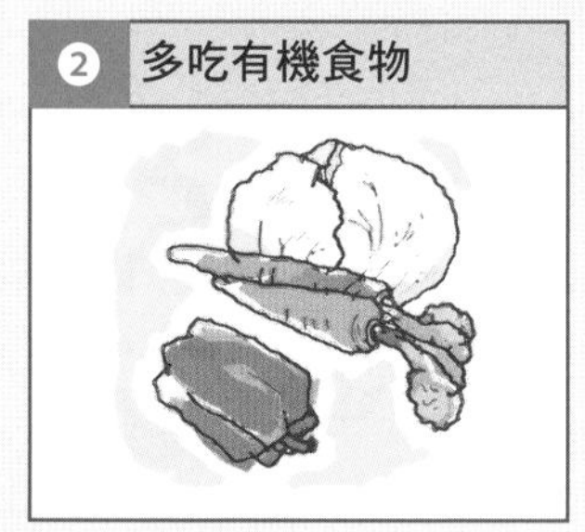

③ 遵循食物四分法

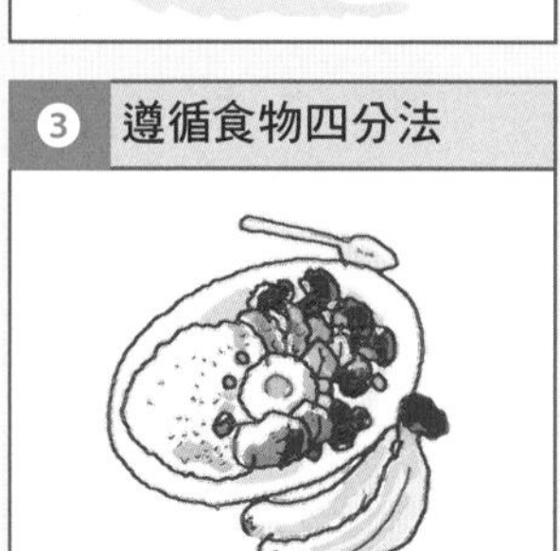

④ 多吃好油、少吃壞油

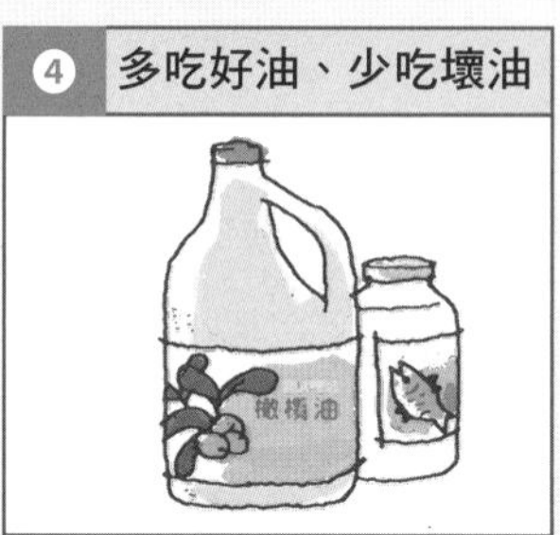

⑤ 每周外食不超過2次

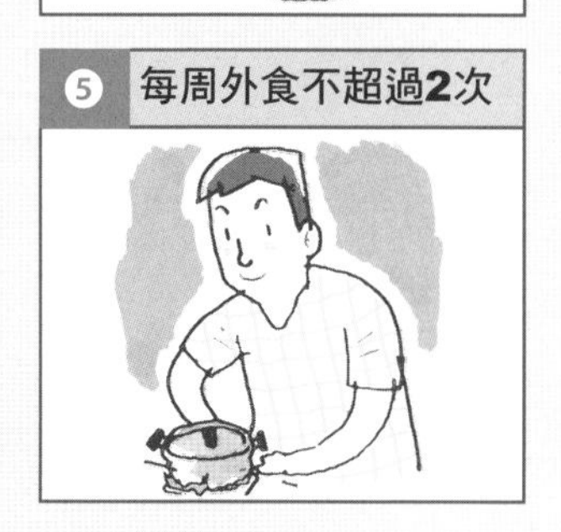

⑥ 以有機水果當解藥

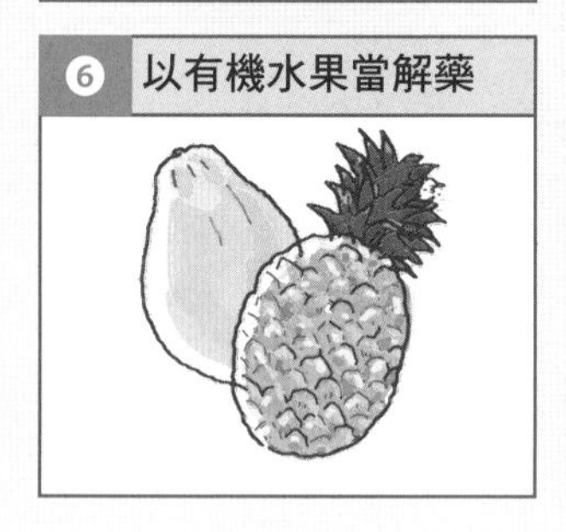

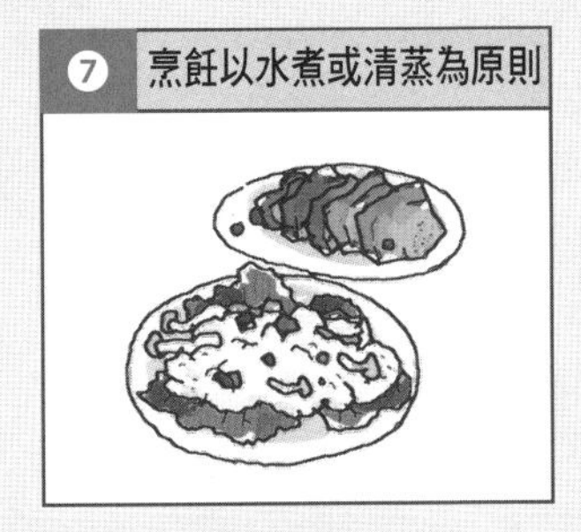
⑦ 烹飪以水煮或清蒸為原則

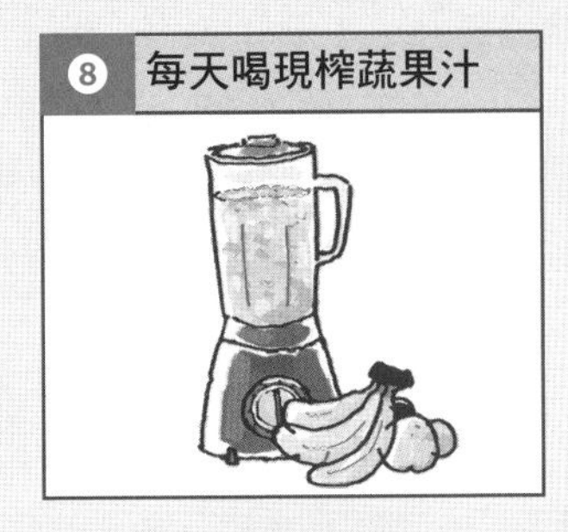
⑧ 每天喝現榨蔬果汁

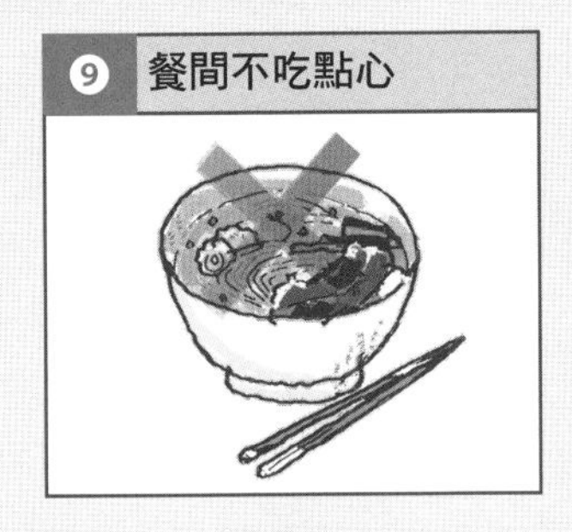
⑨ 餐間不吃點心

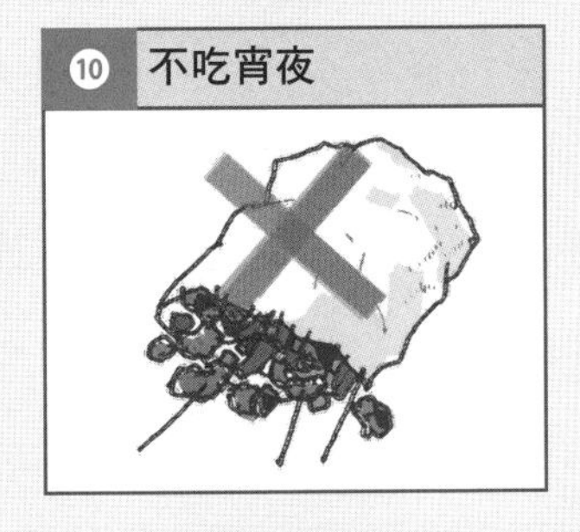
⑩ 不吃宵夜

⑪ 餐餐八分飽

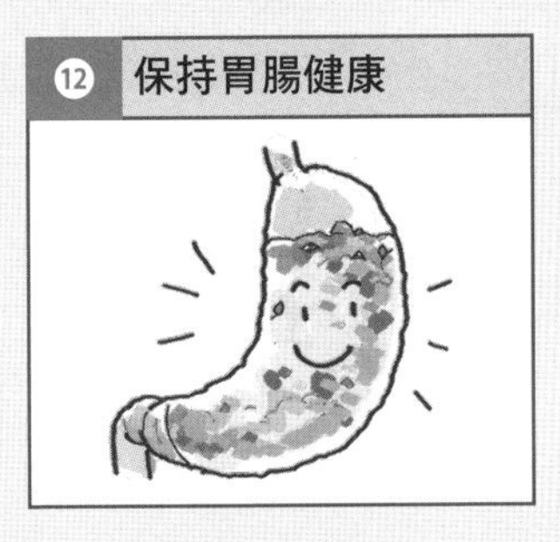
⑫ 保持胃腸健康

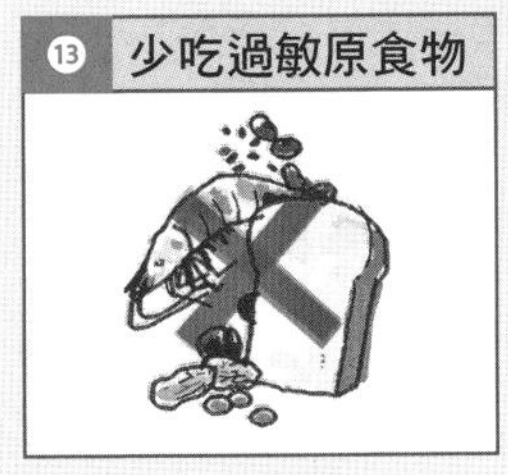
⑬ 少吃過敏原食物

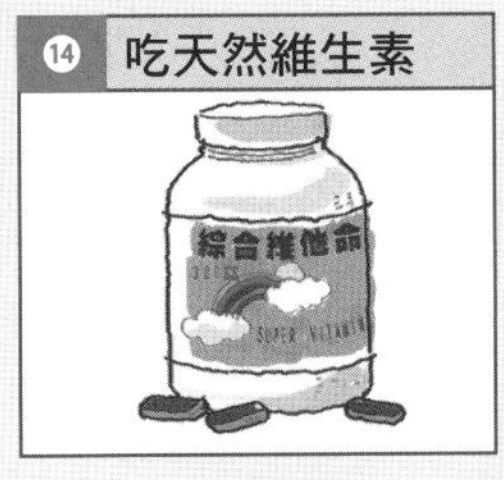
⑭ 吃天然維生素
綜合維他命

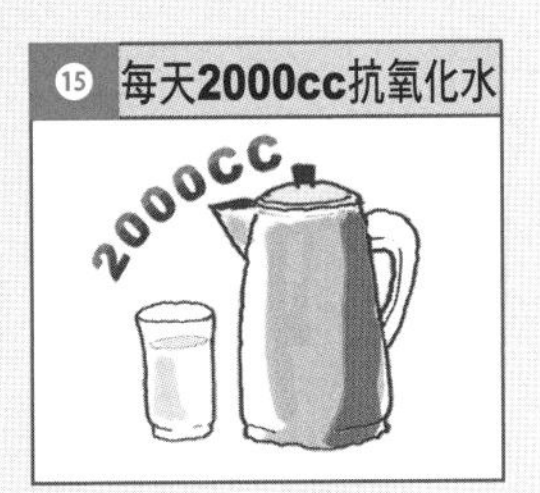
⑮ 每天**2000cc**抗氧化水
2000CC

閱讀之前

沒有定期健檢的人看過來

3分鐘自我檢測，你是高風險族群嗎？

這本書涵蓋最常見的健檢迷思，如果你有任何健檢異常，請直接翻到相關的章節閱讀。但如果你沒有健檢習慣，或是健檢報告正常，但卻有以下自覺症狀，也是高危險群，請立即檢查，並密切注意後續演變。

Q1 胸悶、胸痛、易喘

- 稍微運動就會上氣不接下氣
- 手腳麻木、心口痛、頭痛
- 曾經有口眼歪斜、半身麻痺或曾經中風
- 不喜歡吃蔬菜水果

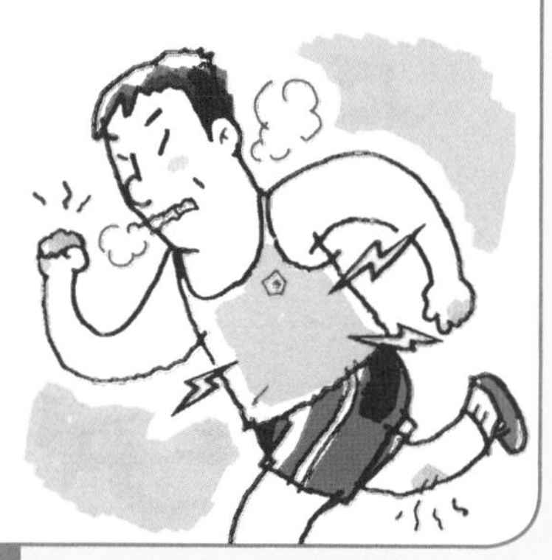

請立即閱讀第 1 章（見第 29 頁），以了解**膽固醇**問題

Q2 飯後愛睏、常餓得發慌

●三餐和零食常吃澱粉類食物
●吃完飯就愛睏、想打瞌睡
●肚子餓時容易發慌、頭昏、手腳冰冷、發抖、脾氣急躁
●腰腹有贅肉、容易口渴、飢餓
●有時大腦很難思考或集中注意力
●有時會頭暈、視力模糊
●傷口不易癒合、手腳麻木或疼痛
●排尿頻繁、容易水腫、容易疲累

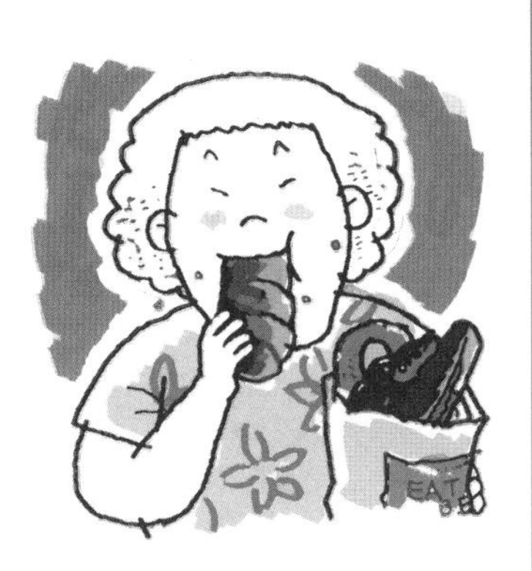

請立即閱讀第 2 章（見第 73 頁），以了解**血糖**和胰島素問題

Q3 晚上睡不好、手腳沒力

●頭痛、後腦杓或頸部痠痛
●手腳麻木、水腫
●失眠、打鼾、睡眠中止

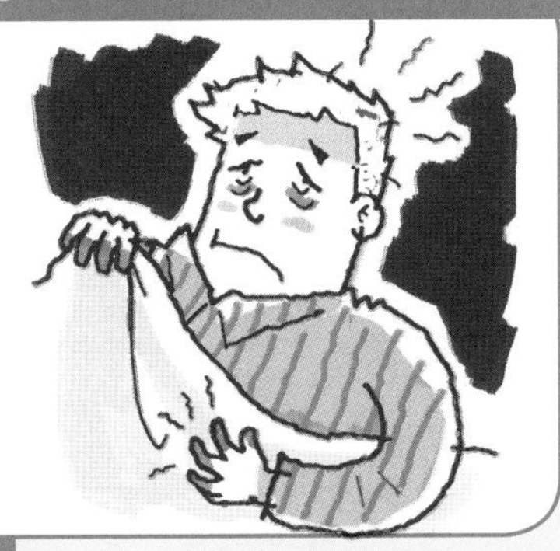

請立即閱讀第 3 章（見第 101 頁），以了解**血壓**問題

Q4 突然起身會眼冒金星

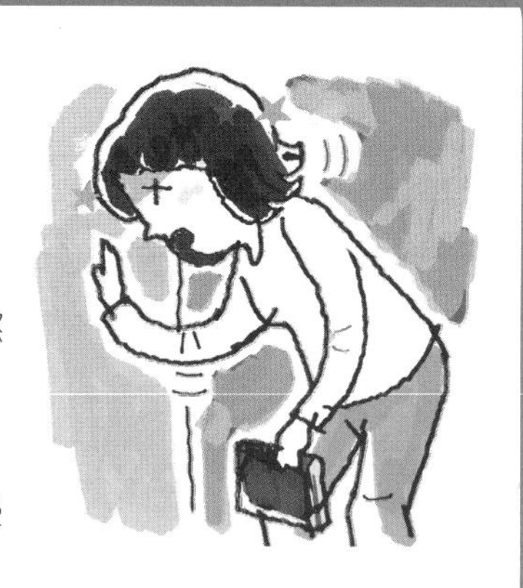

- 月經來時容易頭暈
- 運動後或平時心臟跳很快、呼吸急促、頭暈
- 臉色非常蒼白、整天懶洋洋
- 常常頭暈、記憶力衰退、食慾不振、軟弱無力
- 身體怕冷、低血壓、手腳麻木
- 指甲變凹、口角炎、胸痛、暈厥

請立即閱讀第 4 章（見第 119 頁），以了解**貧血**問題

Q5 身體乏力、容易疲勞

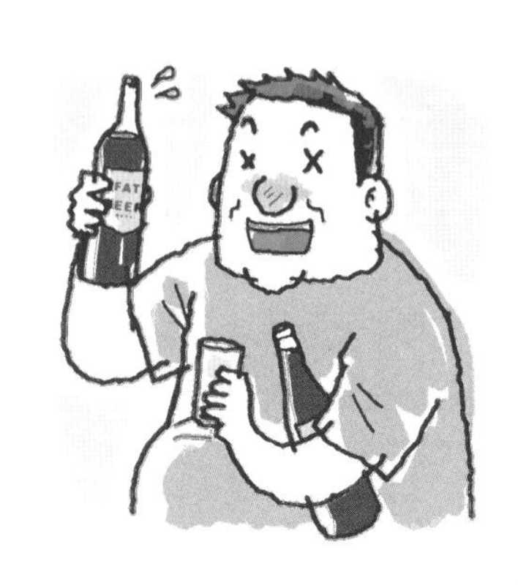

- 常熬夜、常喝酒、肥胖
- 食慾不振、腹脹、一直打嗝
- 口苦、噁心、嘔吐
- 容易疲勞、最近體重減輕
- 肝區隱隱作痛、眼白變黃、手掌變黃
- 曾經有過 A、B、C 型病毒性肝炎、酒精性肝炎或自體免疫肝炎

請立即閱讀第 5、6 章（見第 135 及 151 頁），
以了解**肝指數和脂肪肝**問題

Q6 排尿時疼痛灼熱

- 尿液混濁、尿液泡沫多
- 尿液偏暗褐色
- 排尿時尿道灼熱或疼痛
- 小腹脹痛、下背痛

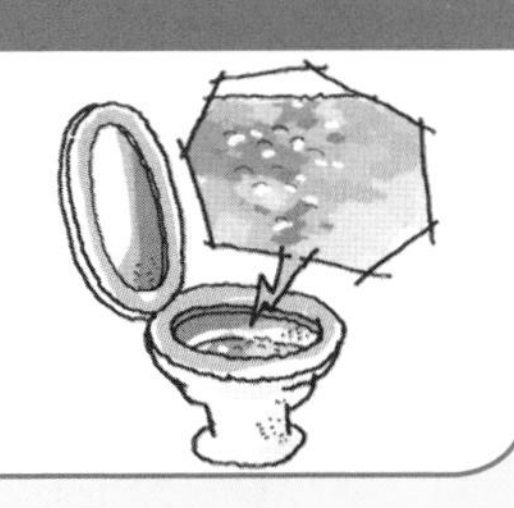

請立即閱讀第 7 章（見第 161 頁），以了解**尿蛋白**和腎臟問題

Q7 關節紅腫熱痛

- 任一關節發痠、發熱、疼痛、腫大、變形

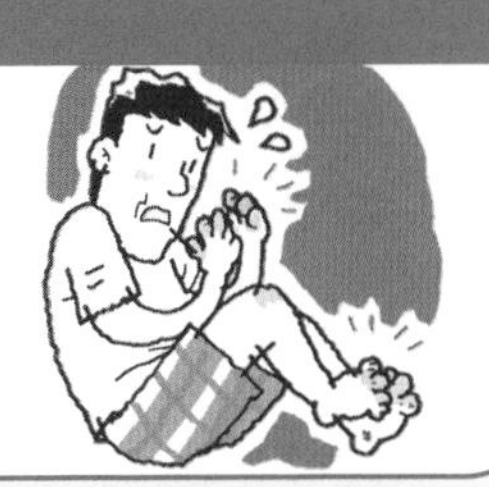

請立即閱讀第 8 章和第 11 章（見第 177 及 237 頁），
以了解**尿酸和類風濕性關節炎**問題

Q8 腰痠背痛、容易焦慮

- 腰痠背痛、關節疼痛
- 半夜腳抽筋、睡眠時腳會一直動
- 牙齒動搖、牙周病
- 失眠、焦慮、不容易放鬆
- 身高變矮
- 有大腸癌家族史

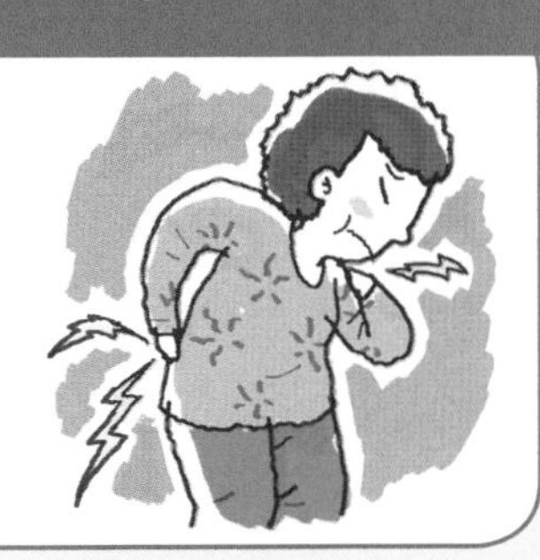

請立即閱讀第 9 章（見第 195 頁），
以了解**骨質密度**和缺鈣問題

Q9 免疫力低、體重上升

- 怕冷、手腳冰冷、體溫較低、衣服穿得比別人多、稍微一冷就不舒服
- 頭頂頸背或腰腿老是會冷
- 容易感冒、容易便祕
- 皮膚乾燥（尤其是腳後跟）
- 經常掉頭髮
- 思考變慢、反應遲鈍、健忘
- 體重上升
- 男性性慾低、女性易流產
- 眉毛後三分之一無毛、有眼袋
- 有經前症候群

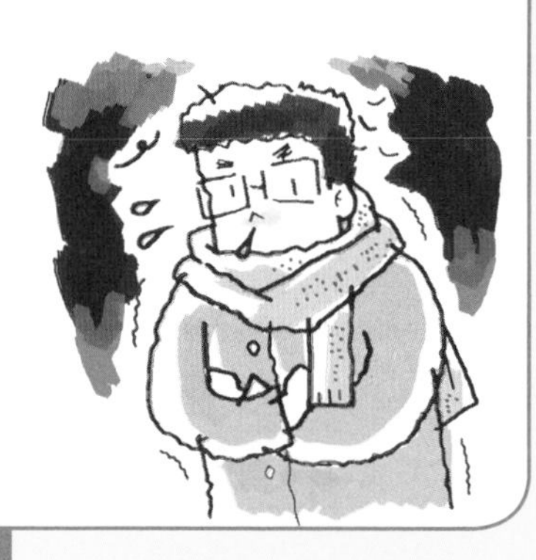

請立即閱讀第 10 章（見第 221 頁），以了解**甲狀腺低下**問題

Q10 有癌症家族史

- 體重下降、疲倦、發燒、傷口不易癒合
- 不明腫塊、不正常出血、排便異常
- 腰痠背痛、小腹疼痛、消化不良
- 久咳、沙啞、口腔內有白色區塊
- 皮膚有不規則凸起或長毛、吞嚥障礙
- 擔心自己會罹患癌症

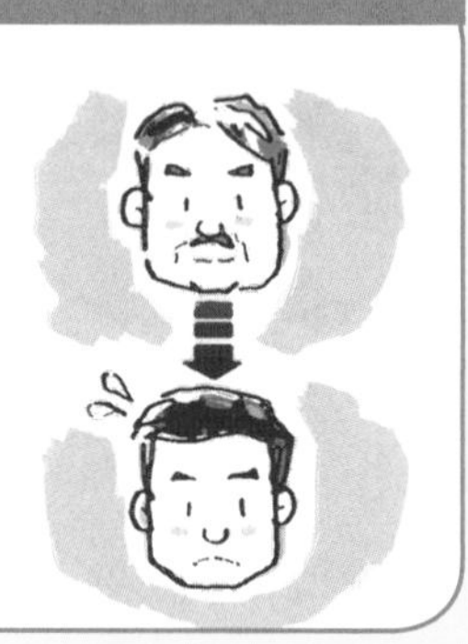

請立即閱讀第 12 章（見第 249 頁），以了解**腫瘤標記**問題

目錄

第5章 肝指數OK＝肝功能OK？
——拆解健檢紅字⑤：肝指數

第6章 只有肥胖的人，才會有脂肪肝？
——拆解健檢紅字⑥：脂肪肝

第7章 混濁尿（泡沫尿）＝蛋白尿＝腎虧？
——拆解健檢紅字⑦：尿蛋白

• 本書隨時舉辦相關精采活動，請洽服務電話：02-23925338分機16

• 新自然主義書友俱樂部徵求入會中，辦法請見本書讀者回函卡

拆解健檢紅字①：膽固醇

第1章

怕膽固醇太高，就要少吃肉、蛋、海鮮？

健檢項目：血液——血脂肪檢測

CH 1-1 一定要破解的5個膽固醇迷思與疑問

Q1 怕膽固醇太高，就要少吃肉、蛋、海鮮？

年紀不到30歲的章小姐，平時工作忙碌，不常運動，身高168公分、體重46公斤，日前公司安排了健康檢查，結果一切都還算正常，不過膽固醇卻高達280mg／dL，醫師要求她肉、蛋、海鮮都得忌口，還必須開始服用降膽固醇藥物，1天1顆，不能間斷。她不禁納悶，自己年輕而且身材苗條，怎會有高血脂的問題，而且還要忌口、吃藥？

在健檢報告中，膽固醇異常十分常見，美國約有1億人(1)，台灣也不少，我曾於2005年對某上班族群做調查，有高達43%的人總膽固醇超過200mg／dL，和美國的盛行率差不多。

膽固醇在1769年首先於膽汁中被發現，1815年化學家雪弗盧（Eugene Chevreul）因而將它命名為膽固醇。其實膽固醇不只侷限在膽汁中，**人類每一個細胞都會自行合成膽固醇，因為膽**

固醇是細胞膜的關鍵成分，也是維生素D、腎上腺荷爾蒙、性腺荷爾蒙的重要原料。人體必須要有充足的膽固醇，才能維持正常的生理機能，膽固醇可說是維持生命的必要成分。不過，一般人卻受到誤導，常以為膽固醇是壞東西，巴不得它越低越好。

台灣人常做健康檢查，健檢中心和醫事檢驗所遍布各地，不管是幾千元或是幾萬元的檢查，一定都包含膽固醇這個基本項目。如果總膽固醇大於200mg／dL時，醫師就會警告你：「膽固醇太高了！再不控制就會得心臟病、腦中風，一定要改吃清淡飲食，少吃雞蛋、海鮮、肉類、內臟等高膽固醇食物！」這個說法，想必大家耳熟能詳，但真的正確嗎？

膽固醇，不一定是「吃」來的

事實的真相是：**95%的膽固醇是由體內製造，而非從高膽固醇食物直接攝取而來**。這是我多年來不厭其煩、一再倡導的觀念，但至今多數人對膽固醇仍然一知半解。簡單來說，人們以為吃太多膽固醇食物，會導致體內膽固醇含量增高，是一個很大的迷思！這是幾十年前營養界和醫學界提出的一個推理，並未經過嚴謹地求證，不過因為很容易懂，所以流傳很廣。近2、30年來，歐美的許多研究已陸續證實，攝食高膽固醇食物和體內膽固醇含量，兩者之間並沒有直接關聯。也就是說，吃雞蛋、海鮮不會升高體內膽固醇；反之，少吃雞蛋、海鮮，也不會降低膽固醇。

2011年7月，《英國營養期刊》（British Journal of Nutrition）刊登一篇關於膽固醇的研究總整理，題目是〈膳食膽固醇：從生理學談到心血管風險〉(2)，這篇文章共引用了82篇研究論文，完全佐證我所倡導的觀念。它的摘要是這麼說的：

食物中的膽固醇（無論過高或過低）不會明顯地影響血中膽固醇的數值，這個數值是由許多不同的基因和營養因素所調控，就是這些因素在影響體內膽固醇的吸收和合成。……流行病學統計資料顯示，**食物中的膽固醇和心血管疾病沒有關聯**(2)。

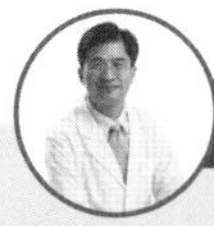

陳博士小講堂

血液中的膽固醇，只有5%直接來自食物

膽固醇是維持生命所必需。試想，如果體內膽固醇是由食物而來，那麼，大魚大肉的人，膽固醇不就會無限飆升？而吃全素者，完全不會吃到膽固醇（因膽固醇只存在動物中，不在植物中），體內膽固醇驟降，是不是沒幾個月就會生病，甚至死亡？

放心！人體的設計十分奧妙，動物體內的膽固醇主要靠自行合成，只有極少量靠飲食補充，這樣，不管是吃葷或吃素，大致都可以保持膽固醇穩定（前提是吃素者必須吃對，詳見第37頁）。

西方人每天從食物中攝取200～300毫克的膽固醇進入腸胃(3)，而身體的肝臟、小腸和其他所有細胞，每天大約合成 1000～3000 毫克的膽固醇 (3,4) 。從食物中來的膽固醇人體無法吸收，必須在腸胃中水解成去酯化膽固醇（non-esterified cholesterol）之後，才能由小腸吸收，因此吸收率很低 (2) ，再加上食物中的植物固醇會和腸胃中的膽固醇互相競爭 (5) ，所以更再降低它的吸收率，最後導致只有極少部分從食物來的膽固醇會進入血液。根據美國考頓醫師（Lee Cowden, MD）的估計，血液中的膽固醇，最多只有 5%源自於食物，至少高達 95%是身體自行合成 (4) 。

從食物來的膽固醇不易吸收

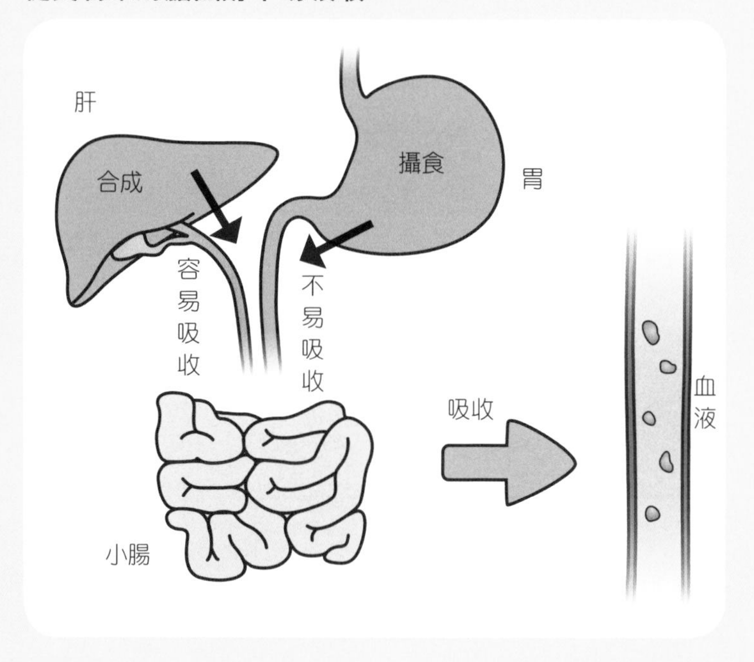

Q2 到底1天可以吃幾顆蛋？

蛋黃的膽固醇含量很高，每顆約有250毫克，所以很多醫師都建議病人少吃蛋。有人說1天最多1顆蛋、也有說3顆，還有人說1天吃5顆蛋也沒事，到底1天可以吃幾顆蛋呢？

早在1982年，著名的「費明罕研究」便證實雞蛋攝取量和心血管疾病無關(6)。1999年，哈佛大學對118000名受試者進行研究，也證實每天吃1顆蛋不會增加心血管疾病風險(7)。美國的《醫師健康調查》，追蹤21327名受試者長達20年，結果在2008年發表，證明雞蛋吃幾顆和心肌梗塞或腦中風沒有關聯(8)。（但雞蛋的烹煮方式影響更大，這部分卻少有人納入研究）

1993年，國際期刊《營養、新陳代謝、心血管疾病》證實，每周吃7顆蛋對於總膽固醇和低密度膽固醇的影響很小(9)。再舉一個實驗來看，隨機取樣健康受試者發現，他們的膽固醇攝取量差異高達每天800毫克，約3、4顆蛋之多，但是血中總膽固醇的含量差異卻只有8％(10)。

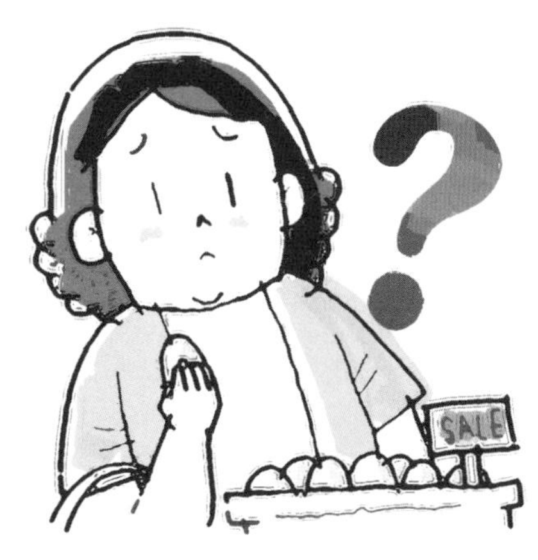

雞蛋攝取量和心血管疾病無關

陳博士健康進階班

為什麼有人每天吃 25 顆蛋，膽固醇仍然保持正常？

關於吃蛋的爭議，有個案例可能會更顛覆你原來的想法。1991 年《新英格蘭醫學期刊》曾探討一位 88 歲的老先生，他過去 15 年來每天吃 25 顆蛋，但血中膽固醇卻都保持正常 (11,12) 。我們可以從調適（adaptation）來看這件事。為了保持體內膽固醇含量的恆定（homeostasis），身體會在合成和吸收之間做調整。當從食物攝取的膽固醇太多時，合成和吸收會下降；而攝取太少時（例如全素者），體內的膽固醇合成和吸收會上升 (2) 。

那麼，身體如何知道吃多或吃少呢？這是靠細胞內質網上一種叫做 SREBP 的蛋白質，它可偵測細胞內膽固醇的含量，然後到細胞核裡面，啟動基因做兩件事：第一是增生細胞膜上的 LDL 受器，好把血液中的 LDL 回收；第二是產生 HMG-CoA 還原酶，以加速膽固醇合成的反應 (13) 。這個發現相當重要，因此還獲得 1985 年的諾貝爾獎。人工西藥史塔丁（statin），就是藉由抑制 HMG-CoA 還原酶，來達到降低膽固醇的目的。HMG-CoA 還原酶是一個重要的酶，當細胞外的膽固醇太高時，它會感受到，然後降解，使膽固醇合成變少；而當細胞內 ATP（熱量的基本單位）太高時，又會藉由它來暫停膽固醇的合成 (14) 。

我不是要鼓勵大家每天吃 25 顆蛋，畢竟每個人的體質不同，有些人因為遺傳基因的緣故，具備 apoE、apoA4、

apoA1、apoB、apoC3 等基因，比較容易自行合成或吸收食物中的膽固醇，所以血中膽固醇會偏高，這或許可以解釋「先天型高膽固醇血症」的由來。

Q3 膽固醇是不是越低越好？

一般醫師比較在意「膽固醇過高」問題，很少提到「膽固醇過低」會怎樣，導致很多民眾誤以為膽固醇是壞東西，含量越低越好。

其實，**「膽固醇越低越好」是個謬思，千萬不可以有！**想想看，既然膽固醇是維持身體機能的重要成分，一旦太低，人體生理運作就會出問題，不但影響健康，甚至還會有生命危險。

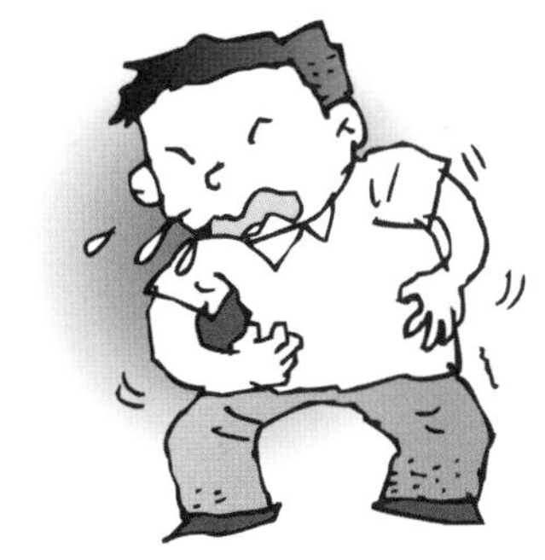

膽固醇過低會導致生理機能無法正常運作、容易感冒、久病不癒

這可不是危言聳聽！我自己就有過親身經歷。1998年，我在西雅圖，剛進醫學院念書，對自然醫學還不了解，開學時我發現身邊有三分之二的同學吃素，心想吃素一定有益健康，所以也跟著吃素。可是我吃素的方法並不正確，三餐只有吃白米飯配水煮蔬菜，完全沒有油、肉，或豆類蛋白質，也常吃不飽，沒幾個月我便感冒了，身體發冷、整個人非常虛弱，並且久久無法痊癒。最後到醫學院的教學診所就醫，抽血檢驗後才發現，我的總膽固醇過低（只有101mg／dL），診所的臨床指導

教授告訴我，我的膽固醇過低，導致生理機能無法正常運作，感冒當然好不了。

膽固醇是人體必要成分，而且在人體內含量不可過低。以自然醫學的標準來看，理想的總膽固醇數值，最好落在150～200mg／dL之間，不過，這也僅供參考而已，更重要的是總膽固醇和HDL的比值，這部分容後詳述。

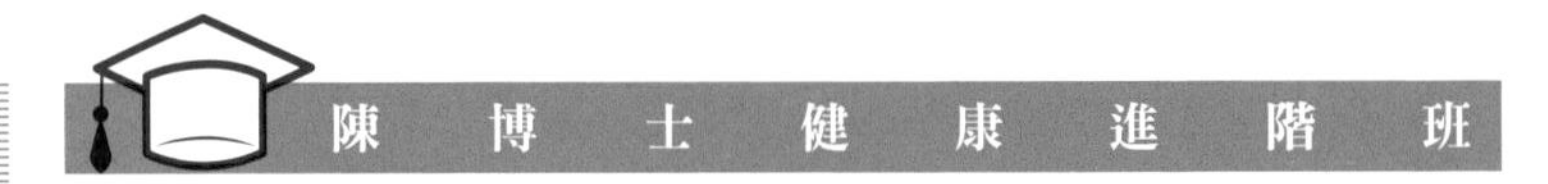

米飯、蔬果、油脂，統統可能變成膽固醇！

血液中的膽固醇 95％是身體自行合成而來，那它是用什麼原料合成的？

膽固醇的基礎原料是一個乙醯輔酶 A（Acetyl CoA）和一個乙醯乙醯輔酶 A（Acetoacetyl CoA），兩者加起來，水解之後會變成 HMG CoA，接著還要經過二十幾個步驟，才會形成一個膽固醇分子。其中，乙醯輔酶 A 是體內葡萄糖酵解（glycolysis）、胺基酸代謝（amino acid metabolism）、脂肪酸代謝（fatty acid degradation）的重要產物。大家在國中的生物課都學過，葡萄糖來自碳水化合物，胺基酸來自蛋白質，脂肪酸則來自脂肪。

謎底揭曉了！**原來體內膽固醇 95％來自於食物中的碳水化合物、蛋白質、脂肪。**也就是說，吃米飯、麵條、地瓜、蔬菜、水果、魚、肉、豆、蛋、奶、豬油、牛油、奶油、苦茶油、橄欖油、椰子油、亞麻仁油、魚油……等等，統統有可能變成膽固醇，只要條件許可，而且身體有需要，每一個細胞都會自行找原料（乙醯輔酶 A）合成膽固醇。**所以，不要再錯怪高膽固醇食物（蛋黃、肉、海鮮、內臟）了，因為，膽固醇來自所有的食物！**

膽固醇的主要來源及合成過程

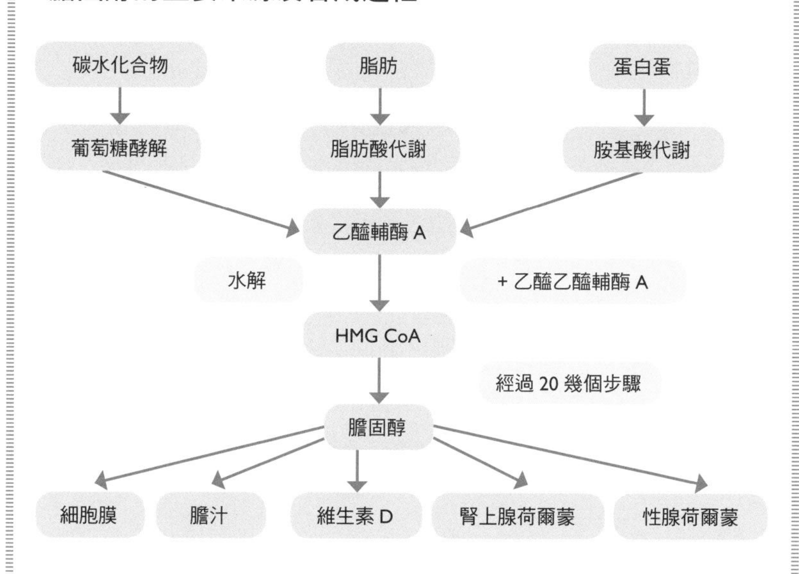

雖然膽固醇來自所有的食物，但脂肪是重要來源。臨床上我發現，突然吃素的人，總膽固醇會降下來，因為大部分吃素的人都吃錯了，脂肪和蛋白質的攝取量會驟減，總熱量攝取也會偏低，如此一來，膽固醇的原料會不足，血中膽固醇就會一直下降。對於膽固醇很高的人來說，這樣吃會覺得清爽，但對於本來就正常的人來說，膽固醇降到太低，身體可能會出問題，就像我在 1998 年吃錯素的結果一樣。所以說，吃素的人，不要忽視脂肪和蛋白質的攝取量。

Q4 膽固醇越高，越容易有腦心血管疾病？

當健檢報告的膽固醇數值太高，多數人都會急著想把它降下來。先不要太緊張，還記得我在《吃錯了，當然會生病！》中曾提過：膽固醇高不一定是壞事，還要看是哪一種膽固醇。如果是好的膽固醇（高密度膽固醇，HDL-c），當然是多一點好，但如果是壞的膽固醇（低密度膽固醇，LDL-c），就不可以過高。總之，**不必太擔心總膽固醇的數值，比值才重要**。總膽固醇（TC）除以高密度膽固醇（HDL）的比值，若>五，就是有腦心血管疾病的風險；<三，就屬於安全範圍，請見表1-1。 （請參考《吃錯了，當然會生病！》第85～86頁）

表 1-1 以膽固醇比值預測腦心血管疾病的風險

膽固醇比值（TC／HDL）	腦心血管疾病的風險等級
> 5	危險
< 3	安全

用CRP預測腦心血管疾病風險

用總膽固醇或低密度膽固醇LDL-c來預測腦心血管疾病的發作風險，是非常不準確的，猜中的機率可能比丟銅板還低。有一個更精準的指標，叫做C反應球蛋白（C-Reactive Protein，簡稱CRP）。正常人的CRP應該為零，數字越高，表示發病的機率越高，CRP是人體最具代表性的發炎指標。身體在發炎時，巨噬細胞或脂肪細胞就會刺激肝臟製造CRP，所以，一旦發現CRP偏高，表示體內正在發炎。而腦心血管疾病都是血管發炎所引起，所以可以用CRP來預測（15）。

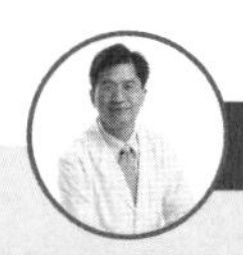

陳博士小講堂

都是氧化惹的禍

膽固醇過高會不會提高心血管疾病的風險？其實，**膽固醇是否過高，不是很重要，重要的是膽固醇有沒有氧化。**我一再強調，膽固醇是維持生命的必需成分，但這裡指的是好膽固醇（HDL-c），當然是多多益善。如果是**壞膽固醇（LDL-c），那就不能太多了，因為它容易受到氧化，堆積到動脈管壁上，形成硬化斑塊，最後可能產生血栓，導致心肌梗塞或腦栓塞。**

除了包覆在LDL裡面的膽固醇會被氧化之外，食物中的膽固醇也可能因為高溫烹調而氧化，在加工過程中氧化，因放太久不新鮮而氧化，甚至連蔬菜油裡面的植物固醇（phytosterol）也會因為油炸而氧化。**真相越來越清楚了，罪魁禍首不是食物中的膽固醇含量，而是有沒有受到氧化。**不管是從動物中來的膽固醇或植物中來的植物固醇，只要氧化以後，就有可能對人體造成傷害，科學界統稱之為氧化固醇（oxysterol）。研究證實，氧化固醇和動脈粥狀硬化、癌症、視網膜黃斑部病變，甚至阿茲海默症都有關係（16）。

數以萬計的研究都在探討膽固醇問題，卻很少考慮食材的氧化問題。蒸蛋和煎蛋，對 HDL 和 LDL 的影響，是否不同？如果吃下水煮蛋，同時也吃下煎魚、炸排骨、漢堡、薯條等等油炸物，或是壓力大、睡眠不足，導致體內的自由基太多，體內壞膽固醇的含量會不會也跟著增加？答案是肯定的，這一點卻被大多數人疏忽。**簡單說，氧化會造成食物質變、細胞凋亡、組織發炎、解毒衰退、器官癌化、人體老化……等等。總之，氧化是萬病之源。**

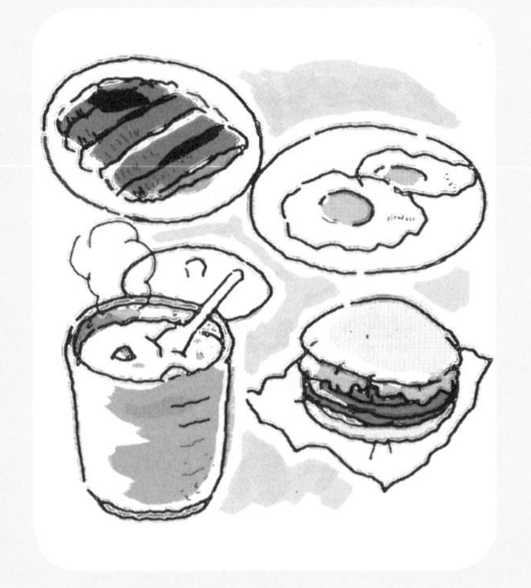

常常吃煎魚、炸排骨、漢堡等煎、油炸物，體內的壞膽固醇會不斷上升

陳博士聊天室

以訛傳訛，膽固醇成了黑名單

早在一百多年前，病理學家從人體解剖中發現動脈硬化斑塊含有膽固醇，便開始懷疑膽固醇是造成動脈硬化的罪魁禍首。1910 年代，俄國科學家做了一個實驗，他們給兔子餵食膽固醇結晶，結果真的造成動脈硬化。這實驗

影響深遠，讓大家以為膽固醇是壞東西，少吃為妙。但這個實驗違反了自然規律，因為兔子是吃草的，飲食中絕對不會出現膽固醇，你餵牠吃膽固醇結晶，牠要如何因應？如何調控？這樣的結論完全不能採信，但是「高膽固醇導致動脈硬化」的假說，卻因此開始廣被醫學界接受。

1953 年，美國的吉斯博士（Ancel Keys, PhD）發表了一個有名的「七國研究」，證實飽和脂肪吃越多，得到心血管疾病之後的死亡率越高。不過，這個研究也有很大的瑕疵，因為他從 22 個國家的數據中，只挑出有關連的 7 個國家來發表，隱藏其他 15 國的數據。這種報告當然沒有公信力，連美國心臟學會在 1957 年都公開批判，否定飽和脂肪和心血管疾病之間的關係。

不過，到了 1961 年，美國心臟學會的立場突然有一百八十度的轉變，開始和吉斯博士的論調一致。這 5 年內有任何重要的客觀研究發表嗎？沒有。唯一的新鮮事是，美國心臟學會更換了幾位成員，而且補上吉斯博士。這背後是不是有什麼看不見的力量，值得細查。不論如何，從此之後，美國心臟學會就開始支持「飽和脂肪導致高膽固醇，高膽固醇導致動脈硬化」的假說。

1984 年，美國《時代》雜誌發表文章，支持美國心臟學會的立場。這一期的封面和專文影響了全球，人們開始對飲食中膽固醇和飽和脂肪，產生負面的看法。

同樣在 1984 年，有一篇研究證實，血液中膽固醇過高確實與心臟病有關，但那是**氧化的膽固醇在戕害身體，如果是未氧化的膽固醇偏高，對身體不但不會造成麻煩，而且還有保護性**(17)。很可惜，這篇文章並不被重視，「膽固醇如何被氧化」這個議題至今還是很少有人注意，而我認為，這才是最關鍵的重點。

Q5 膽固醇過高，身體出了什麼錯？

雖然我們一直強調，膽固醇高一點沒關係，重要的是比值要安全。但是，如果膽固醇太高了，應該也不好吧！那麼，到底多少才算太高呢？從自然醫學的觀點來看，總膽固醇如果落於150～200之間，TC／HDL比值＜三，就不會有心血管疾病的風險。總膽固醇在200～300之間，就要開始注意，但也不必太緊張，如果比值＜3，還不一定要降膽固醇，如果＞3那就要開始實施抗氧化療法加降膽固醇療法（請見本章第3節）。當總膽固醇＞300，就應該考慮降膽固醇；＞400那就不多說，器官一定有病變，不但要降膽固醇，更要趕快查出到底是哪裡出問題。

大家不要誤會我認為膽固醇太高沒關係，從上面的判斷基準可知，膽固醇過高，雖然不一定和心血管疾病有關，卻可能和其他疾病有關。因為人體的運作很複雜，牽一髮而動全身，它會盡量趨於恆定，但是，**當某些器官出現問題時，膽固醇的恆定就會被破壞；器官病變越嚴重，膽固醇數值就越離譜**。

由此可知，膽固醇太高是身體失衡的一個警訊。只是大多數醫師一看到膽固醇過高，二話不說，馬上開降膽固醇藥物；這就好像警報器響了，馬上把它關掉，真正的問題並沒有解決。我們應該仔細探討，為什麼膽固醇會這麼高，然後找出潛在病因，把它逆轉，而不是依靠降膽固醇的西藥來粉飾太平，況且這類藥物還有不少副作用，一旦衍生併發症，就會越來越麻煩（18）。

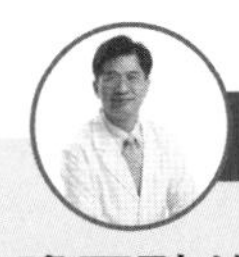

陳博士小講堂

200 不是膽固醇的死線

總膽固醇的正常上限，因不同的研究報告而有不同結果，弗瑞德利克森（Frederickson et al）和海斯（Heiss et al）所統計的正常膽固醇上限，就比美國政府所建議的正常值寬鬆許多（請見表 1-2）。

很多證據顯示，總膽固醇的正常值上限設在 200 是不合理的，原因有二個：第一，很多人的總膽固醇數值超過 200，但身體還是很健康（前提是 TC ／ HDL 比值要＜ 3）。第二，總膽固醇根本不是預測腦心血管疾病的最佳工具。根據美國統計，**在心肌梗塞和腦栓塞的病患中，有一半以上的人總膽固醇數值是＜ 200，也就是落在所謂的「正常值」之內。所以，千萬不要拿總膽固醇來預測心血管疾病，而是要用 TC ／ HDL 和 CRP 來預測心管疾病的風險。**

表 1-2 臨床上美國人的正常總膽固醇上限（19）

	10～19 歲	20～29 歲	30～39 歲	40～49 歲	50～59 歲
弗瑞德利克森研究	230	240	270	310	330
海斯研究（男）	200	234	267	275	276
海斯研究（女）	200	222	251	267	296
美國國家膽固醇教育計畫，1987 年	200	200	200	200	200

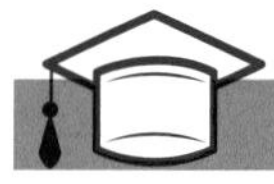

陳博士健康進階班

膽固醇為什麼會太高？

既然人體中的膽固醇會趨於恆定，為什麼總膽固醇會超標呢？除了基因遺傳之外，**總膽固醇過高的病因很多，其中又以甲狀腺、腎上腺荷爾蒙和肝臟功能問題最為常見**。以下是幾個可能原因：

❶**甲狀腺低下**：如果總膽固醇、三酸甘油酯（TG）、甲狀腺刺激素（TSH）三者都偏高，可能是甲狀腺低下。在膽固醇偏高的患者中，由甲狀腺低下所引起的約占 10%，這些人如果服用天然甲狀腺素，膽固醇的問題立即迎刃而解，若是服用降膽固醇西藥，反而徒勞無功。

❷**腎上腺功能衰退：**總膽固醇、TG 偏高、血鉀偏低，可能是腎上腺功能衰退。壓力大時，腎上腺荷爾蒙會分泌，促使血脂肪（包括膽固醇和 TG）在血中濃度增加。

❸**腦下垂體功能低下：**如果總膽固醇偏高（＞ 220）、TSH 偏低（＜ 2），很有可能是腦下垂體功能不足。如果加上 TG 偏高（＞ 110），很有可能是腦下垂體功能不足，引起繼發性甲狀腺低下。

❹**腦心血管疾病：**如果 TG 數字高於總膽固醇，而且 TC／HDL ＞ 4，那可能有動脈粥狀硬化，屬於心肌梗塞、腦栓塞的高風險群。如果加上尿酸偏高（＞ 5.9）、血小板偏高（＞ 385）、同半胱胺酸偏高，那極可能有動脈粥狀硬化。

❺**膽管淤塞：**膽固醇偏高（＞ 220）可能是膽管淤塞（biliary stasis）唯一的血液檢查異常數值，其他的抽血檢驗如 γ-谷氨酰轉肽酶（GGT）、肝指數（ALT 或稱 sGPT）、膽紅素可能都會正常。如果 GGT ＞ 30、ALT（sGPT）＞ 30、膽紅素＞ 1.2，那就肯定有膽管淤塞。不過，如果膽囊有問題，會使膽汁（內含膽固醇）不能有效排到小腸，或是晚期的脂肪肝，肝臟無法充分地合成膽固醇，這兩種情況，反而會讓膽固醇下降，例如＜ 180，看起來以為正常。

❻**初期的胰島素抗性：**胰島素抗性是腰腹脂肪對胰島素不敏感，導致胰臟的貝他細胞持續分泌胰島素，最後衰竭而形成糖尿病，可說是糖尿病的潛伏期徵兆。胰島素抗性和初期糖尿病都會促進膽固醇和 TG 的分泌。

❼**初期糖尿病：**初期糖尿病的血脂肪常會升高，其中的 TG 通常高於總膽固醇。這是因為精製澱粉吃太多，血糖上升，

肝臟會將多餘血糖轉換成 TG，也會讓脂肪酸從脂肪細胞中釋出（脂肪酸會變成 TG），因此血中的 TG 過多，超過身體可以清除的速率，最後 TG 數值升高。

❽**脂肪肝：**如果總膽固醇偏高（＞220）、TC／HDL＞4、TG＞110，有可能是初期脂肪肝。如果加上 ALT（sGPT）偏低（＜10），表示有肝臟壅塞的現象。肝臟壅塞（liver congestion）是自然醫學獨有的專有名詞，屬於肝臟在病變之前的一個功能異常的現象。脂肪肝、肝臟壅塞、胰島素抗性、高血壓、代謝症候群、第二型糖尿病，彼此之間有密切關聯，會互相影響。

❾**基因遺傳：**0.2%的人有家族性高膽固醇血症。

❿**其他：**懷孕、酗酒、某些癌症、腎臟病、紫斑症、某些貧血、口服避孕藥、服用類固醇藥物、使用利尿劑、膽道阻塞等。

造成總膽固醇超標的原因

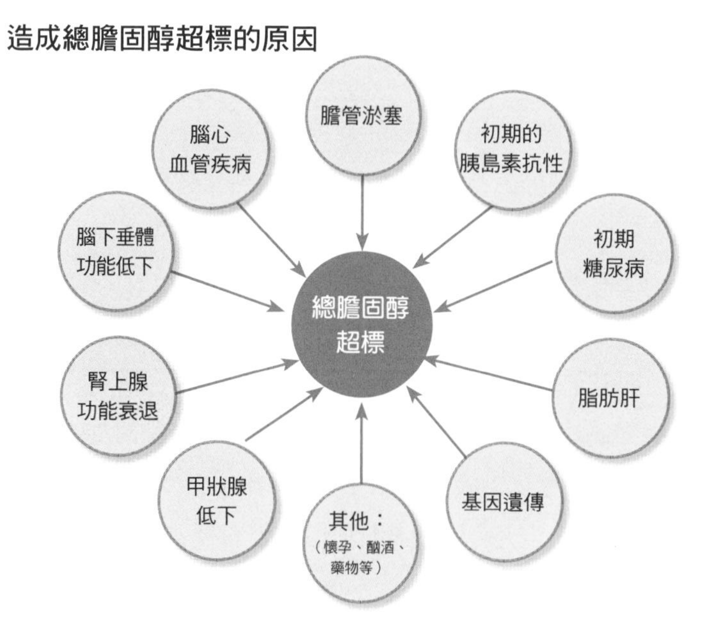

血中膽固醇的濃度常有高低起伏，1天之內的差距可高達8%，當天和隔天甚至有10%～15%的差距。站立與躺下抽血，兩者可差10%之多，不同的身體狀態和不同儀器所測出來的數值也不同。所以，檢測膽固醇一定要到同一家檢驗所、用同一台儀器、同一個時段、同一個姿勢，否則很難準確判斷。雖說影響血中膽固醇數值的因素還不少，但是，令人驚訝的是，研究發現，吃下去的食物並不會立即對血中膽固醇有影響。

飲食與膽固醇並非全然沒有關係，畢竟身體合成膽固醇最關鍵的原料就是「脂肪」，而氧化的脂肪酸（例如，油煎與油炸食物裡面的氧化油）含自由基，會讓膽固醇氧化，形成壞膽固醇。總結來說，當總膽固醇超標時，我們應該先了解身體是否有甲狀腺、腎上腺荷爾蒙、肝臟功能、腎衰竭等問題，同時注意脂肪的攝取量，尤其要避免煎炸的食物。

膽固醇為什麼會太低？

膽固醇過高要注意，膽固醇太低當然也要注意，導致膽固醇不足的常見原因，有以下幾種：

❶**脂肪攝取不足：**人體雖然會自行合成膽固醇，但當原料缺乏，尤其是飲食中的脂肪太少，膽固醇的合成量自然也會跟著減低。

❷**肝臟疾病：**身體 20 ～ 25%的膽固醇由肝臟製造，若肝發炎、硬化，膽固醇的製造就會不足。

❸**貧血：**除了巨球性貧血會使膽固醇增高，其他類型的貧血都會使膽固醇偏低。

❹其他疾病：如甲狀腺亢進、憂鬱症、癌症等疾病，都會讓膽固醇偏低。

CH 1-2 不可不知的 3 個膽固醇新觀念

新觀念1 膽固醇是無辜的，關鍵在於「脂蛋白」有沒有氧化！

膽固醇是脂溶性的，它不溶於水，因此無法在血液中自由行動。那麼，**肝臟製造出來的膽固醇，要如何送達身體的末梢呢？很簡單，它必須要「搭公車」！**脂蛋白（lipoprotein）就是載送膽固醇的「公車」（註1），**其中低密度脂蛋白（LDL）負責把膽固醇從肝臟帶到血管，高密度脂蛋白（HDL）則是把膽固醇從血管帶回肝臟**。請見右頁下圖。

LDL的全名是低密度脂蛋白，它所載送的膽固醇就叫做LDL-c（低密度脂蛋白膽固醇），也就是俗稱的壞膽固醇；HDL的全名是高密度脂蛋白，它所載送的膽固醇就叫做HDL-c（高密度脂蛋白膽固醇），俗稱為好膽固醇。**嚴格來說，膽固醇並無好壞之分，而是當它搭上LDL這輛公車，到達血管後，就有可能被氧化，變成硬化斑塊的一部分，日後可能造成血栓，甚至引發心肌梗塞或腦栓塞。**

註1：生理學上，脂蛋白根據大小密度不同可區分為乳糜微粒（chylomicron）、非常低密度脂蛋白（VLDL）、低密度脂蛋白（LDL）與高密度脂蛋白（HDL）等五種（見右頁下圖），但為避免複雜，本書只提最具代表性的LDL和HDL。

低密度脂蛋白 LDL 和高密度脂蛋白 HDL 的功能

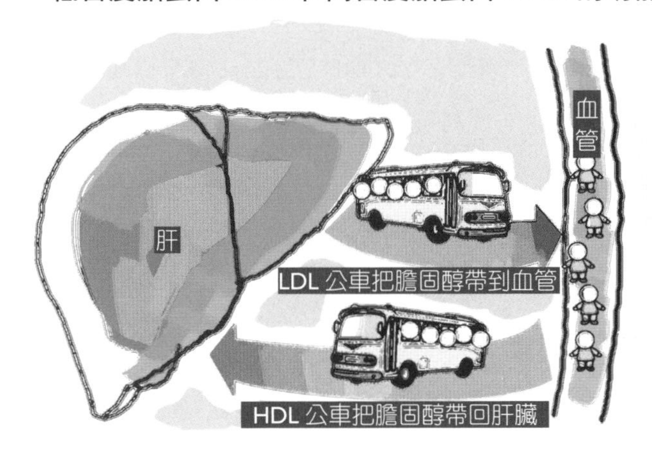

所以，膽固醇本身是無辜的，根本的關鍵在於包覆膽固醇的「脂蛋白」！LDL是壞的脂蛋白，因為它容易被氧化，所以我們可以用飲食、生活型態、天然營養品等方式來避免LDL被氧化，達到保護心血管的目的。（請見本章第3節）

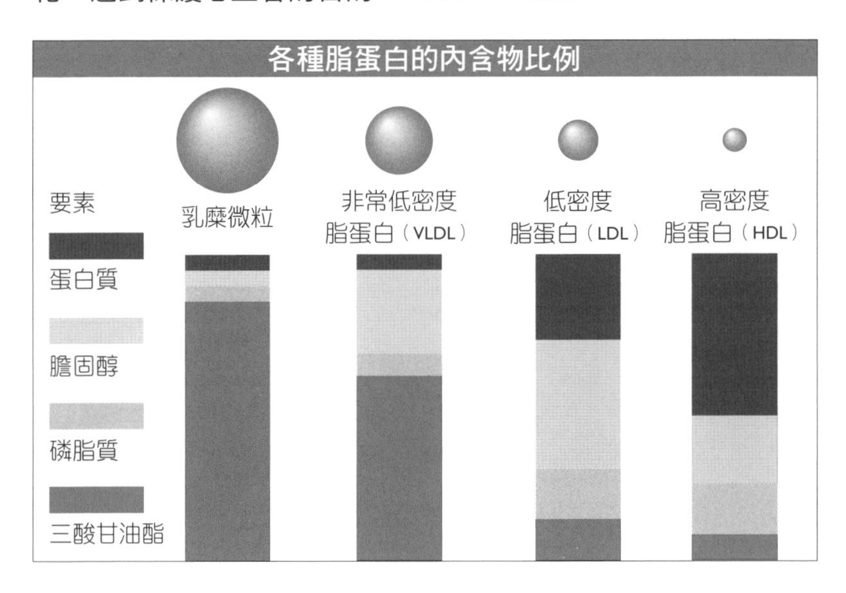

新觀念2 每天吃3顆雞蛋，竟然可以降低壞膽固醇！

既然LDL-c是壞膽固醇，我們為什麼不乾脆用LDL-c的數值來預測腦心血管疾病的風險？有兩個原因，第一，檢驗報告上的LDL-c數值通常是推算出來的，而不是測試出來的。但最重要的原因是：LDL-c並非全是壞膽固醇，它裡面也有好壞之分。看到這裡，讀者是不是覺得被我搞糊塗了，之前不是說LDL-c是壞膽固醇嗎，怎麼現在又分好壞了？

因為LDL這種脂蛋白並非單一尺寸，它有不同的大小和密度，只有最小、最緻密的LDL才會氧化，尺寸比較大一點的LDL不太會氧化，性質和HDL滿類似的。**真正的壞膽固醇，是最小、最緻密的那一種LDL，而至於比較大的LDL，和HDL一樣，也屬於好的脂蛋白，裡面的膽固醇不容易氧化。**

美國舊金山醫學院的克勞斯醫師（Ronald Krauss, MD）證實少吃飽和脂肪、多吃碳水化合物，會增加這種最小的LDL、減少較大的LDL以及HDL。這個研究非常顛覆傳統，也就是說，如果你遵守美國心臟協會的建議，**多吃澱粉、少吃飽和脂肪，反而會增加真正的壞膽固醇、減少真正的好膽固醇**[20]。科學界也越來越清楚，精製澱粉（如糕餅、飯麵、麵包、含糖飲料）才是糖尿病和心血管疾病的共同殺手，我們不要再錯怪脂肪了，好油對身體反而有保護作用。

此外，美國康乃狄克大學最近的研究也證實，每天吃3顆蛋，連續12周，可以減低最小、最緻密的LDL（真正的壞膽固醇）達18％（20）。換句話說，1天吃3顆蛋，會降低心血管疾病的風險。我個人認為，如果再注意蛋和所有食物的烹調溫度、攝取足夠的新鮮蔬果和抗氧化水、充足睡眠與適度運動（以降低氧化壓力），每天吃5顆蛋也無妨。

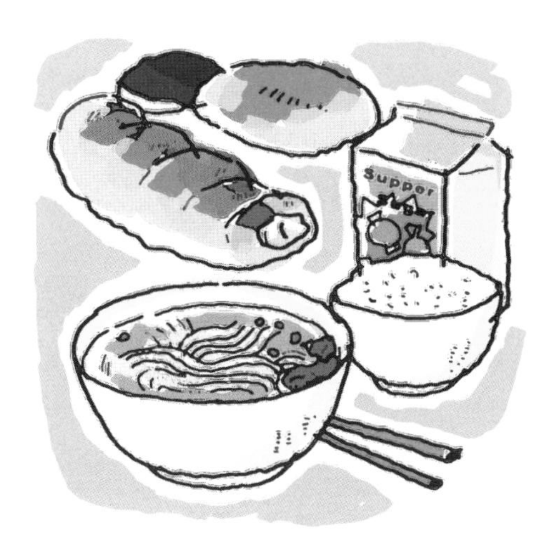

糕餅、飯麵、麵包、含糖飲料等精製澱粉是糖尿病與心血管疾病的共同殺手

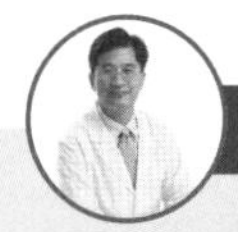

陳博士小講堂

脂肪對膽固醇的影響

HDL和LDL之間的平衡，會受到體型、藥物、飲食，以及其他因素的多重影響。（21）

例如，肥胖的人容易有膽固醇的問題。加拿大科學家發現，脂肪細胞所分泌的阻力素（resisitin），會使肝臟產生更多的LDL，肝臟因此比較不能清除血中的膽固醇。阻力素也會加速LDL在動脈血管壁的囤積，增加腦心血管疾病的風險，還會阻礙降膽固醇藥物的療效。（22）

有研究顯示，飽和脂肪（例如豬油、牛油、奶油），會增加血液中的 LDL、HDL、TC，因此傳統上主張要少吃飽和脂肪。這樣的建議還是以偏概全，如果我們以克勞斯醫師的角度來看，飽和脂肪對身體反而有好處，因為它會增加真正的好膽固醇，降低真正的壞膽固醇（最緻密的 LDL）。這樣看來，對於飽和脂肪好壞的爭辯，還有一段很長的路要走。

至於不飽和脂肪，研究發現，植物油當中的單元不飽和脂肪（例如苦茶油、橄欖油）和多元不飽和脂肪（例如亞麻仁油、魚油），會降低 LDL 和 TC，增加 HDL。只要不飽和脂肪夠新鮮，不要儲存太久、在冒煙點之下烹調，對膽固醇是有正面影響。不過還是要提醒一下，不管是哪一種脂肪，只要氧化了（高溫烹調或久置產生油耗味），都會變成壞油，吃進肚子裡面，都會產生壞的膽固醇。

新觀念3 降膽固醇藥物吃多了，小心副作用「心臟病」上身！

很多人發現自己的總膽固醇已超過200mg／dL，就會考慮吃藥來控制。目前用來降低膽固醇的藥物，最常見的是「史塔丁」（statin）；這種成分可抑制HMG CoA還原酶，因此可抑制膽固醇在體內的合成，它最早被發現於紅麴中，後來藥廠以人工合成的方式製成西藥，並申請專利。值得注意的是，史塔丁藥物雖然能降膽固醇，但降低的不只是總膽固醇，連好的膽固醇也會跟著下降，倘若長期服用，還可能產生許多副作用，其中一個竟是「心臟病」。這實在是非常諷刺，我們控制膽固醇，不就是為了預防心臟病或腦中風？但是降膽固醇的西藥，副作用竟然包括了心臟病？

事實上，史塔丁的副作用不只這項，還包括腸胃不適、皮膚長疹子、失眠，甚至肌肉病變、肝臟毒性、腎衰竭、記憶衰退、智力下降、情緒抑鬱……等等，美國食品藥物管理局（FDA）也因此於2012年再次發出警語。最主要的原因，就是它所抑制的「HMG CoA還原酶」身兼二職，在合成膽固醇和合成輔酶Q10（CoQ10）這兩條生化途徑上，都扮演決定性的角色。輔酶Q10是細胞粒腺體非常重要的能量來源，吃下史塔丁藥物之後，膽固醇的確會下降，但輔酶Q10的濃度也會跟著下降，導致細胞內能量來源不足，接著引來一堆麻煩事，例如覺得疲倦、肌肉痠痛、心臟乏力、肝指數升高……等等。更何況膽固醇還是細胞膜和體內多種荷爾蒙的重要原料，如果不管三七二十一，硬是把它降下來，會引起全身各大系統的失衡，也就可想而知。

綜合以上原因，我通常不建議使用人工西藥來降膽固醇，而是優先選用無副作用的天然藥物，例如納豆激酶。更何況，膽固醇過高可能另有潛在原因，例如甲狀腺、肝膽有問題，應該針對源頭來治療，才能避免衍生更多問題。如果TC／HDL-c的比值＞3 ，表示好的膽固醇偏低，這種情況就要改善飲食，禁

吃壞油、多吃好油、多吃抗氧化物（維生素C或新鮮蔬果）、多喝抗氧化水、睡眠充足，膽固醇就會漸趨正常。（請見本章第3節）

CH 1-3 簡單又有效的 8 個降膽固醇妙招

妙招1 納豆激酶，可同時溶解血栓、調整膽固醇

既然使用西藥史塔丁來降低膽固醇，會有不少副作用，如果有天然藥物可以達到相同、甚至更好的效果，而且沒有副作用，我們是不是該先用天然藥物呢？這正是自然醫學醫師開藥時的基本思考。我在美國加州和華州的自然醫學醫師執照賦予我開立西藥的權力（prescriptive authority），但行醫十多年來沒有開過半次史塔丁藥物，而是用納豆激酶加少許紅麴，來達到溶血栓和調理膽固醇的效果，不但快速、安全，而且幾乎全部都有效。

納豆激酶不僅可以降低總膽固醇和壞膽固醇，提升好膽固醇，更重要的是，它具有很棒的「溶血栓」效果。為什麼「溶血栓」對有膽固醇問題的人很重要？因為壞膽固醇會堆積在動脈管壁，變成硬化斑塊，進而形成「血栓」而堵塞血管。所以，**對於高風險的族群，或是患有心肌梗塞或腦中風的病人，當務之急，就是要積極把血栓溶解**。一般西醫用抗凝血藥物來溶解血栓，然而，這類人工西藥對身體是有副作用的。

最近20年來，納豆激酶已成為溶血栓的最佳藥物，而且相當安全。在人體實驗發現，納豆激酶在直接溶解血栓的同時，還能間接啟動人體自身的溶解血栓能力。而且，納豆激酶只溶解血栓的纖維蛋白，不會溶解血漿的纖維蛋白原，因此不會引發出血的危險，這是人工溶血栓處方藥物所欠缺的優點(23)。**對於已經有血栓的人，納豆激酶可以發揮治療效果，但對於健康的人，它也能預防血栓的發生**，因為健康人的血管內皮細胞，會產生一種溶解血栓的前尿激活酶（prourokinase），納豆激酶可以活化它的作用。此外，納豆激酶還有明顯的降血壓和抑制血小板凝集作用。

人工溶血栓藥物在體內只有4～12分鐘的效用，但納豆激酶的效力卻可長達8～12小時。總之，納豆激酶和溶血栓西藥比起來，成本低、口服效果好、溶栓活性高、作用時間長，且更安全，是非常完美的溶血栓藥物替代品。

以上所說，都圍繞在溶血栓，因為這是預防心血管疾病最急迫的工作。至於降膽固醇，納豆激酶也有效果，但單用效果較慢，約6個月才能見效。若搭配紅麴萃取物，第1個月就有明顯效果，可下降總膽固醇25%、壞膽固醇（LDL-c）41%、TC／HDL-c比值29.5%、三酸甘油酯15%，而且提高好膽固醇（HDL-c）7.5%(24)。不過，要特別注意紅麴的選用，如果製程中受到黃麴毒素（aflatoxin）或橘黴素（citrinin）的污染，那就會產生肝腎毒性，必須請廠商提出檢驗報告，證明安全後才能放心食用。

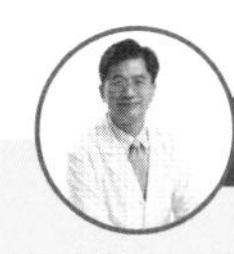

陳博士小講堂

納豆激酶怎麼吃最有效？

納豆激酶雖有療效，但它不是藥，而是納豆菌在分解大豆時所分泌出來的天然物質。那麼，直接吃納豆有效嗎？答案是肯定的，但有兩點要注意，第一，納豆不可凍過，因為納豆激酶在冷凍之後效果會打折；台灣和美國的市售納豆都放在冷凍櫃裡，這點就很可惜，日本通常放在冷藏櫃裡。第二，劑量要夠，1 天約需 2000FU 才有效，差不多是市售 1 盒納豆的量（200 公克）。如果嫌每天吃 1 盒納豆很麻煩，也可選擇萃取而成的納豆激酶保健品。

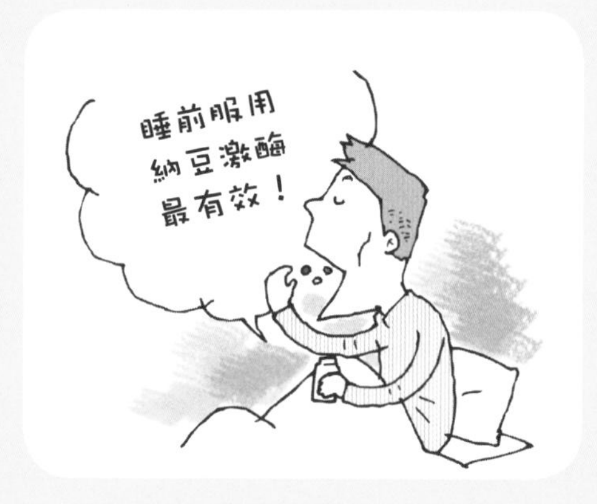

納豆激酶的最佳服用時間為每晚睡前，吃下去 2 小時後開始發揮溶血栓作用，並能持續 8 ～ 12 小時之久。清晨 2 ～ 4 點正是人體新陳代謝和血流最慢的時間，加上三更半夜氣溫低容易造成血管收縮，所以由血栓所導致的心肌梗塞或腦中風好發於凌晨，因此睡前服用是最佳時機，在熟睡時發揮作用，在最危險的時刻提供最佳保護效果。每晚睡前吃 1 顆（約 2000FU），如患有腦心血管疾病，需要積極溶血栓，可於早上再加 1 顆。

妙招2 針對寒、熱體質，補充大蒜、山楂

除了納豆激酶，大蒜與山楂也是調節膽固醇的好幫手，不過選擇時要注意體質，寒性體質適合吃大蒜，而熱性體質可用山楂，至於納豆激酶則是任何體質都適合。

大蒜的好處不勝枚舉，例如增強免疫力、預防感冒、避免感染、調節血糖、控制念珠菌、抑制腸道壞菌、調理腸胃等等。在心血管疾病方面，大蒜有全方位的明顯效果，例如避免血栓形成、降血壓、減少血小板凝集、減少硬化斑塊，甚至可逆轉動脈粥狀硬化（25）。2012年，有一個大規模、雙盲的統計分析，證實大蒜在降低膽固醇和三酸甘油酯方面，有相當顯著的效果（26）。

數千年來，山楂被中醫用來「消肉積」，《本草綱目》提到「凡脾弱食物不克化……於每食後嚼二、三枚，絕佳。但不可多用，恐反克伐也。」現代藥理學則發現，山楂可增加胃蛋白酶的分泌，也含降脂酶，所以吃太多肉類而消化不良時，嚼食新鮮山楂或喝山楂茶，可促進肉類食物中蛋白質和脂肪的消化吸收。

不過，中醫向來只用山楂的果實，但歐美的傳統醫學則是使用山楂果實、花、葉，適應範圍主要在心臟循環系統。許多研究證實，山楂的萃取或浸膏，能有效降總膽固醇、降三酸甘油酯、降血壓、增加冠狀動脈血流量，其中有效成分很可能來自山楂中的生物類黃酮（27）。

不論用於促進消化或血液循環，山楂最適合的對象，是體質壯碩、面紅音亮的「實證」患者，若是身體虛寒、常拉肚子的人，則不適宜。正如《得配本草》所說：「氣虛便溏，脾虛不食，二者禁用。」

總之，大蒜和山楂雖然都能降血脂，但因為屬性不同，一熱一寒、一補一消，適用的對象則完全相反，讀者要明辨自己的症狀與體質，正確運用。

妙招3 卵磷脂可抑制膽固醇吸收

關於卵磷脂能否降低血中膽固醇，目前雖然還是眾說紛紜，但美國坎薩斯州立大學於2001年已證實：蛋黃裡的卵磷脂可有效抑制蛋黃裡的膽固醇被身體吸收（28）。蛋黃裡面的卵磷脂占了30%之多，因此蛋黃裡面的膽固醇雖多，但卻不被腸道吸收。這也可以解釋為何許多研究發現，每天吃幾顆蛋與血中膽固醇含量無關（請見第33頁）。

卵磷脂除了可以抑制膽固醇吸收之外，還有很多好處，例如改善青春痘、肝臟功能，以及神經精神疾病，像是妥瑞氏症、阿茲海默症、躁鬱症等等（29, 30）。所以，不必太在意一天到底可以吃幾顆雞蛋，反倒是要注意烹調溫度，例如水煮蛋、蒸蛋、蛋花湯是很安全的，若是煎蛋、炒蛋、蛋黃酥、蛋粉，可能有氧化之虞，就比較不好。此外，雞蛋的蛋白質優於肉類、魚類和奶類，是很好的蛋白質來源，如果因為擔心膽固醇而不吃蛋黃，實在可惜。

妙招4 多吃蔬果和堅果，補充膳食纖維和植物固醇

若要從飲食來調節膽固醇，最簡單的方法就是多吃蔬菜水果與堅果。因為從食物所攝取的膽固醇，以及肝臟分泌的膽固醇，都會到達小腸被吸收利用，而**蔬果和堅果富含膳食纖維和植物固醇，能減少膽固醇被小腸吸收，達到降低血中膽固醇的效果**（2）。

膳食纖維可以在腸道中吸附膽汁，以減少膽汁被腸壁回收，膽汁中含有膽固醇，藉此以間接降低血中膽固醇含量（31）。膳食纖維也可使糞便成形、促進腸胃蠕動、改善便祕、調節血糖、改善腸道菌叢生態、透過發酵產生短鏈脂肪酸以減少直腸癌風險等等。膳食纖維不會吸附維生素與礦物質，所以不影響這些營養素的吸收（32）。

植物中不含膽固醇，而含有「固醇」（sterol），構造和動物中的膽固醇類似，但不被動物腸道吸收，而且在動物腸道中可和膽固醇互相競爭，以減少膽固醇被腸道吸收，因此多吃富含植物固醇的食物可以降低血中膽固醇（5）。2009年，《營養期刊》（Journal of Nutrition）的調查顯示，每天平均

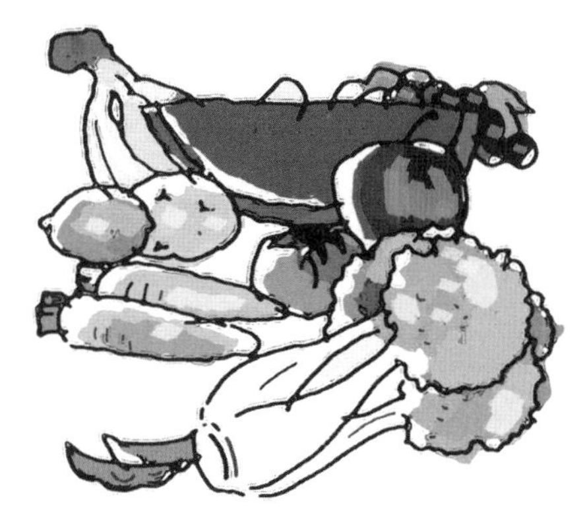

多吃蔬菜、水果與堅果，可降低壞膽固醇

攝取2.15公克的植物固醇，可以降低LDL（俗稱壞膽固醇）達8.8%之多(33)。除此之外，植物固醇還可以抑制肺癌、胃癌、卵巢癌、乳癌(34)。植物固醇廣泛存在於未精製的植物油，堅果類含量都很豐富。五穀雜糧、蔬菜、水果、莓類雖然含量較低，但因為攝取量大，也是很重要的來源(35)。

有一點要特別注意，**植物固醇雖然很好，但千萬不要在儲存、製程、烹飪過程中氧化，否則對身體反而不好。**華人習慣以大火來煎、炒、炸蔬果雜糧，雖然可以增加食物的風味，但會破壞裡面的營養，植物固醇和維生素C首當其衝，這時吃不到營養，反而吃到毒素了！華人素食者的好膽固醇比較低、三酸甘油酯偏高、血管比較硬化，這就是原因之一（請參考《吃錯了，當然會生病》第100～103頁）。

妙招5 多吃好油、少吃壞油

談到油，那就是重點中的重點了！油有好壞之分，好油有益健康，壞油殘害身體，很可惜，大多數人都在吃壞油，而渾然不知。我從2007年就在《吃錯了，當然會生病！》中揭露「90%以上的華人都在吃壞油」，並點名氫化油、氧化油、精製油、冒煙點、發霉油、餿水油（地溝油）、棉花籽油……等問題。這幾年來，隨著中國大陸的地溝油事件和台灣的大統假油事件陸續被揭發，更證實了壞油充斥的嚴重性。**除了黑心油氾濫之外，食品法規允許反式脂肪的存在，餐館小販反覆使用嚴重氧化裂解的老油鍋，以及民眾的不良烹飪習慣，導致今天**

90%以上的華人還是在吃壞油。

所以說，**多吃好油、少吃壞油，是正確飲食的第一個步驟。在所有的壞油當中，以氫化油與氧化油對膽固醇的影響最大。**很多人以為多吃飽和脂肪會升高體內壞膽固醇，但實驗證明，吃氫化油（反式脂肪）比飽和脂肪更會降低好膽固醇20%，以及降低血管功能達29%之多（36, 37）。

讀完本章，你應該已經了解，油脂攝取的多寡，和體內膽固醇的高低有關。但更重要的是，吃下肚的食物有沒有「氧化」。**「氧化」才是導致體內壞膽固醇升高的罪魁禍首。**不管你用什麼油烹飪，只要高溫，超過冒煙點，把食材煎、炒、炸之後，不但油脂氧化，連食材也氧化了，就會加速體內壞膽固醇的產生，堆積在血管壁，埋下心血管疾病的禍因。從這個角度看來，**華人的烹飪習慣有很大的改善空間，食用油必須在冒煙點之下烹調，所有的食材必須新鮮，盡量以水煮、清蒸、涼拌為主，迴避煎、炸、炒、燒、烤，若不小心吃到氧化食物，趕緊吃解藥**（請見第10頁）。

除了避開壞油之外，還必須多吃好油。**單元不飽和脂肪（如橄欖油、苦茶油）和多元不飽和脂肪（如亞麻仁油、魚油）是好油，可以升高好膽固醇HDL和降低壞膽固醇LDL**（38, 39）**，但前提還是必須保持油品的新鮮與天然，盡量控制在冒煙點之下烹調，而且體內的氧化壓力不能太高，否則，這些脂肪比較不穩定，容易受到氧化，好油又變成壞油**（有關各種油品的冒煙點及好油壞油一覽表，請參考《吃錯了，當然會生病！》第89和142頁。）

妙招6 多吃抗氧化劑、多喝抗氧化水

「氧化」是導致體內壞膽固醇升高的罪魁禍首，也是身體老化、生病的根本原因。避免身體氧化，不單可以解決膽固醇的問題，也能解決大部分的慢性疾病問題。膽固醇可以在食物加工時氧化，例如糕餅或雞蛋麵條裡的蛋粉，甚至很多美國餐廳的炒蛋是用蛋粉做出來，而非新鮮雞蛋。蛋粉可長久保存，加水就可炒蛋，但裡面的膽固醇已氧化。膽固醇也可以在烹飪時氧化，或是吸收之後，進入到血液中，受到高「氧化壓力」而氧化。**所謂的氧化壓力（oxidative stress），指的是環境毒素、農藥、油炸食物、抽菸、荷爾蒙代謝、睡眠不足、情緒壓力、激烈運動在體內造成自由基氾濫，身體構造受到自由基的氧化而衰退，容易衍生各種疾病。**

為了中和體內自由基，我們必須多吃抗氧化劑和多喝抗氧化水，以降低體內氧化壓力，膽固醇自然也就比較不會被氧化。

維生素C、維生素E都能抗氧化

提到抗氧化劑，當然要先談談抗氧化大將軍維生素C。**維生素C除了可以避免膽固醇氧化、逆轉血管損傷、逆轉動脈硬化，若和離胺酸（lysine）並用，還可以溶血栓**(40)。不過，實驗證明，只服用美國現行的維生素C每日建議劑量（90毫克）是無效的，對於一個體重70公斤的人，每天需要2800毫克才

可逆轉血管損傷。根據考頓醫師（W. Lee Cowden, MD）和其他許多美國自然醫學醫師的經驗，使用維生素C到最大容忍量（bowel tolerance），也就是吃到快要腹瀉的劑量，1天分3～4次服用，等到心血管疾病痊癒後，再降到每天3000毫克的維持劑量，才能發揮最大的效果。不過，高劑量的維生素C必須搭配足量的水、鎂、鈣、鉀、鋅、錳、維生素B_6 ⑷ 。（關於維生素C的迷思與功效，請參考《發炎，並不是件壞事》第108～132頁）

維生素E也是很重要的抗氧化劑，可以有效抑制血小板凝集、避免血栓形成、修補血管內皮細胞。哈佛大學曾進行將近13萬人的大規模研究，證實每天100國際單位的維生素E就能降低心血管疾病風險 ⑷ 。

不過要特別注意，維生素C是水溶性的，若吃過量，身體會以腹瀉的方式排出，對身體無害，但維生素E是脂溶性的，若吃太多，會累積在肝臟造成中毒。所以，一般人的維生素E攝取量，每天最好不要超過800國際單位，而且必須挑選天然的形式，若是人工合成，反增加身體負擔。

抗氧化水具有神奇功效

喝水，是最容易被疏忽的健康方法。人體中60％是水分，所有的生理運作和細胞活動都必須在水中進行。水分如果不夠、水如果污濁，人就不可能健康。**喝水可以調節生理運作、排除廢物與毒素、維持鹼性體質、促進身體修復，若能喝到抗氧化水，更可進一步協助身體中和自由基、抗發炎、逆轉許多疾病**

和症狀。

近幾年來，許多動物和人體實驗已經陸續證明抗氧化水的生理功效，尤其在**降低發炎介質、減少動脈硬化、降血脂、防血栓、降低高尿酸引起的高血壓等方面**。以前要喝到抗氧化水可能很困難，但現在我們**可以透過特殊技術製作濾心，模擬長壽村的礦石反應，使潔淨水進一步產生氫分子，具備溫和的抗氧化能力，以中和體內的氫氧根（OH ）自由基**（請參考《發炎，並不是件壞事》第164～167頁）。不過，有點可惜的是，不少人安裝了抗氧化水機在家裡，卻沒有正確更換濾心、或是沒喝到足夠水量，以至於不能發揮抗氧化水的最大效果。

到底要喝多少抗氧化水，才能降低體內氧化壓力呢？這個問題見仁見智，**我認為一天喝2000cc抗氧化水是最基本的**，冬天可少一點、夏天則多一點。或是採用主觀的測量法，喝到尿液變成清澈透明無色。最客觀的方法是：每公斤體重×40＝每天要喝的最佳水量。例如，1個50公斤體重的人，每天可以喝2000cc；70公斤的人，可以喝到2800cc。

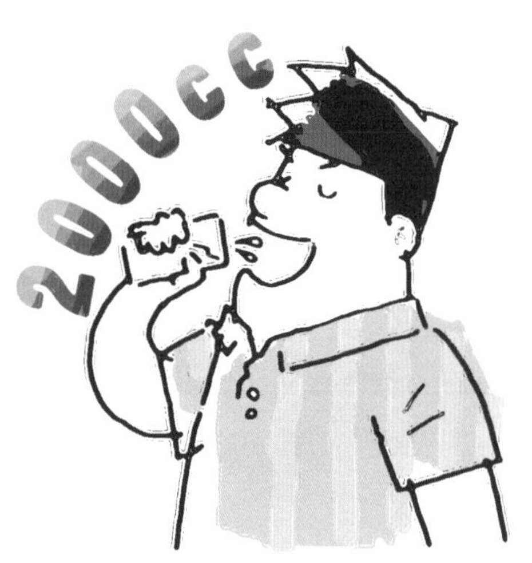

一天喝 2000cc 抗氧化水，同時補充維生素C，可降低體內氧化壓力

妙招7 維生素B群，可降低「同半胱胺酸」

肉類和奶製品中含有甲硫胺酸（methionine），在體內會轉變成同半胱胺酸（homocysteine），然後代謝成胱硫醚（cystathioine）。同半胱胺酸會產生自由基，讓膽固醇氧化，造成動脈硬化、形成血栓，研究發現可使心臟病和腦中風的罹患率增加3倍。但是在葉酸、維生素B_6和維生素B_{12}充足的條件之下，同半胱胺酸會順利代謝成無害的胱硫醚。因此，除了補充抗氧化劑來中和同半胱胺酸的氧化作用之外，更重要的是補充維生素B群，以有效降低血中同半胱胺酸的濃度 (41)。**擔心自己會得心臟病或腦中風的人，可以檢測血中同半胱胺酸的濃度，若偏高，就要補充維生素B群，能降低風險。**

同半胱胺酸對於動脈結構中的膠原蛋白、彈性蛋白、多醣蛋白，有腐蝕的作用，而且會阻礙其增生，這種破壞是漸進性的，可長達一生之久。降低血中同半胱胺酸不會有立即性的效果，而是預防破壞的累積。同半胱胺酸也會破壞骨中的膠原蛋白，在骨質密度不變的條件之下，使老人容易發生骨折 (42)。

妙招8 先疏通血管，再循序漸進運動

運動有益健康，老少皆知。很多研究顯示，運動可以降低總膽固醇，提升好膽固醇，這也是大家普遍具備的常識。不過，我們常聽到有人在運動中發生心肌梗塞而暴斃，怎麼會這樣？運動不是對心血管有幫助嗎？

主要原因是：動脈血管已有硬化斑塊的人，在劇烈運動後，可能會讓斑塊脫落，而堵住血管。為了避免這個嚴重的問題，從事運動必須注意以下2點：

第一、先疏通血管。懷疑自己有動脈硬化斑塊的人，要先去做血管攝影，一經確定，就先服用納豆激酶把血栓溶解；在治療期，只能選擇拉筋、散步、體操、八段錦、太極拳等等較緩和的運動。等到血管攝影顯示動脈比較通暢了，再來從事稍微劇烈的運動，例如爬山、游泳、慢跑、快走等等。

第二、要循序漸進。很多人平時不運動，到了周末才去爬山、跑步，回家後累癱在床上。這種運動，不但不養生，而且還傷身。對一般人而言，若是運動完之後感到很累，或是產生乳酸堆積，那就是運動過度，除非你是年輕力壯的運動員，有目的地進行運動訓練，那就另當別論。理想的運動強度，應該是運動完之後，全身舒暢，沒有疲累感，休息一下，還可以繼續運動。

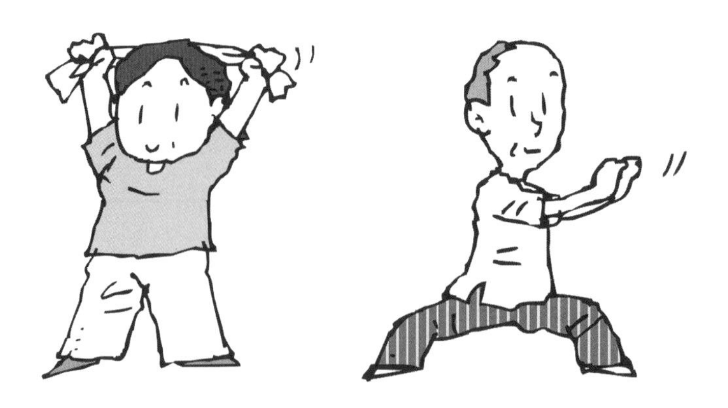

有心腦血管疾病的人，請從事散步、體操、太極拳等較緩和的運動

我們應該根據自己的體能狀況來調整運動強度與時間。初學者的運動強度應保持在心臟最大負荷量的50％～70％之間，等體能提升之後再逐漸提高。最大心臟負荷量指的是最大心跳率（Maximum Heart Rate, MHR），目前最常用的公式是：MHR＝220－年齡；很容易就可算出來。

下表列出各種運動的目標心跳率，讀者可依照自己的目的和身體狀況來選擇。運動時，可配戴測心跳的手錶，以監測心跳在「目標心跳率」之內。

表 1-3 不同運動的目標心跳率

目標心跳率	運動目的	身體感覺	例子
90 ～ 100 % × 最大心跳率	·速度訓練 ·專業運動員	呼吸吃力、肌肉痠痛	·短跑、撐竿跳 ·足球
80 ～ 90 % × 最大心跳率	·重量訓練 ·無氧運動	呼吸急促、肌肉發痠	·舉重、籃球 ·登高山
70 ～ 80 % × 最大心跳率	·耐力訓練 ·提升體能	呼吸順暢、大量流汗	·慢跑、跳舞 ·爬山、游泳 ·越野自行車
60 ～ 70 % × 最大心跳率	·燃燒脂肪 ·體重控制	舒適、輕度冒汗	·健走、投籃 ·排球、自行車兜風
50 ～ 60 % × 最大心跳率	·病後、暖身 ·養生、初學者	非常輕鬆	·暖身、拉筋 ·體操、八段錦 ·瑜伽

關—鍵—知—識—總—複—習

3 分鐘掌握膽固醇

❶人體每個細胞都會自行合成膽固醇。

❷膽固醇是細胞膜、維生素 D、腎上腺荷爾蒙、性腺荷爾蒙的重要原料。

❸體內如果沒有膽固醇，人無法存活。

❹ 95％的膽固醇是由體內製造，並非從高膽固醇食物直接攝取而來。

❺食物中的膽固醇和心血管疾病沒有關聯。

❻美國的許多權威研究已證實：1 天吃幾顆雞蛋和心血管疾病無關。

❼膽固醇若吃太多體內就少合成，吃太少就多合成，以保持恆定。

❽體內膽固醇太低，生理運作必出問題，甚至有生命危險。

❾體內膽固醇 95％來自於食物中的碳水化合物、蛋白質、脂肪（而以脂肪為主），不是食物中的膽固醇。

❿膽固醇來自所有的食物！身體要合成多少膽固醇，每個細胞自己會決定。

⓫肝臟會自行決定合成多少膽固醇送到血液循環當中，也會受到基因、藥物、疾病、營養、運動，和其他因素的影響。

⓬不必太擔心總膽固醇的數值，TC ／ HDL 比值才重要。

⓭總膽固醇最好介於 150 ～ 200 之間，高一點也沒關係，但是 TC ／ HDL 比值一定要＜ 3，才不會罹患心血管疾病。

⓮膽固醇有沒有過高，不是很重要，重要的是有沒有氧化。

膽固醇可能在食物烹調時氧化了，也有可能在體內氧化，只要氧化就容易出問題。

⓯ HDL 裡面的膽固醇不會氧化，是好膽固醇。LDL 裡面的膽固醇容易氧化，是壞膽固醇，堆積到動脈管壁上，會形成硬化斑塊，最後可能產生血栓，導致心肌梗塞或腦栓塞。

⓰心血管疾病的罪魁禍首不是食物中的膽固醇含量，而是所有的食物是否受到氧化。

⓱心肌梗塞和腦栓塞的病人，有一半以上的人，總膽固醇數值是「正常」的，也就是＜ 200。

⓲用總膽固醇預測心血管疾病的準確度＜ 50%，用 TC ／ HDL 和 CRP 來預測才準確。

⓳總膽固醇過高的病因很多，其中又以甲狀腺、腎上腺荷爾蒙和肝臟功能問題最為常見。

⓴如果注意所有食物的烹調溫度、攝取足夠的新鮮蔬果和抗氧化水、充足睡眠與適度運動（以降低氧化壓力），每天吃 5 顆蛋也無妨。

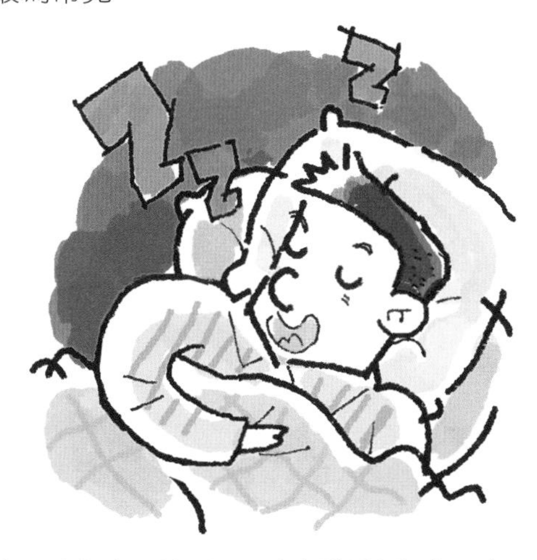

每天良好充足的睡眠，讓身體降低氧化壓力

膽固醇新舊觀念對照表

	一般醫師	Dr.Chen 自然醫學
判讀風險	●只看絕對值（TC、HDL、LDL） ●甚至只看總膽固醇（TC）就斷定風險	●看 TC 和 HDL 間的比值： ＞ 5 危險，＜ 3 安全
數值看法	總膽固醇（TC）大於 200mg ／ dL 就有風險，通常不管最低值	總膽固醇（TC）在 150 ～ 200mg ／ dL 最理想，但更重要的是比值（TC ／ HDL）要＜ 3
原料來源	來自高膽固醇食物	●來自於所有食物，但以脂肪為主 ●95%體內膽固醇是自行合成（受多項因素影響）
應對與控管方式	●不吃高膽固醇食物（肉、蛋、海鮮） ●吃降膽固醇藥（史塔丁藥物） ●多運動	●所有的食物要避免氧化，不論葷素 ●食物中的膽固醇含量不重要（肉、蛋、海鮮可以吃，但不可煎炸） ●嚴禁壞油（氧化油、氫化油） ●多蔬果、多好油、多喝抗氧化水，多補充抗氧化劑（維生素 C 或 E） ●注意同半胱胺酸，補充 B 群 ●循序漸進、規律的運動 ●若真想降膽固醇，可用無副作用的天然藥物（例如納豆激酶、生大蒜）

主要參考書目與文獻

(1) Ferri FF (2001) Ferri's clinical advisor: instant diagnosis and treatment, 2001 Ed, Mosby
(2) Lecerf JM, de Lorgeril M (2011). "Dietary cholesterol: from physiology to cardiovascular risk". Br J Nutr 106 (1): 6–14.
(3) "National Health and Nutrition Examination Survey". United States Center for Disease Control. http://www.cdc.gov/nchs/data/nhanes/databriefs/calories.pdf. Retrieved 2012-01-28.
(4) Goldberg, B (2002) "Heart Disease"Alternative Medicine, the definitive guide. Celestial Art, 750-772
(5) John S, Sorokin AV, Thompson PD (February 2007). "Phytosterols and vascular disease". Curr. Opin. Lipidol. 18 (1): 35–40.
(6) Dawber, TR, Nickerson, RJ, Brand, FN, et al. (1982) Eggs, serum cholesterol and coronary heart disease. Am J Clin Nutr 36, 617–625.
(7) Hu, FB, Stampfer, MJ, Rimm, EB, et al. (1999) A prospective study of egg consumption and risk of cardiovascular disease in men and women. JAMA 281, 1387–1394.
(8) Djousse, L & Gaziano, JM (2008) Egg consumption in relation to cardiovascular disease and mortality: the Physicians' Health Study. Am J Clin Nutr 87, 964–969.
(9) Simons, LA, Von Konigsmark, M, Simons, J, et al. (1993) Effect of an egg per day on plasma cholesterol levels in moderate hypercholesterolemia. Nutr Metab Cardiovasc Dis 3, 78–82.
(10) Boucher, P, de Lorgeril, M, Salen, P, et al. (1998) Effect of dietary cholesterol on LDL-receptor, HMGCoA reductase and LRP mRNA expression in healthy humans. Lipids 33, 1177–1186.
(11) Gotto, AM (1991) Cholesterol Intake and Serum Cholesterol Level. N Engl J Med 1991; 324:912-913.
(12) Kern, F (1991) Normal plasma cholesterol of an 88 year old man who eats 25 eggs a day. Mechanisms of adaptation. N Engl J Med 324, 896–897.
(13) Espenshade PJ, Hughes AL (2007). "Regulation of sterol synthesis in eukaryotes". Annu. Rev. Genet. 41: 401–27.
(14) Tymoczko, John L.; Stryer Berg Tymoczko; Stryer, Lubert; Berg, Jeremy Mark (2002). Biochemistry. San Francisco: W.H. Freeman. 726–727.
(15) Ridker, PM (1997) Inflamation, aspirin, and risk of cardiovascular disease in apparently healthy men. New Engl J Med 336:973
(16) "Sterols 2. Oxysterols and other cholesterol derivatives" http://lipidlibrary.aocs.org/Lipids/chol_der/index.htm
(17) "The Fear Of Saturated Fat And Cholesterol" http://paleoleap.com/fear-of-saturated-fat-and-cholesterol/
(18) "Statin Nation by Justin Smith" http://www.westonaprice.org
(19) Ravel, R (1995) "Clinical Laboratory Medicine, clinical application of laboratory data" Mosby, 358
(20) "The most important thing you probably don't know about cholesterol" http://chriskresser.com/the-most-important-thing-you-probably-dont-know-about-cholesterol
(21) Durrington P (August 2003). "Dyslipidaemia". Lancet 362 (9385): 717–31.
(22) "Canadian scientists discover cause of high cholesterol". http://www.heartandstroke.com/site/apps/nlnet/content2.aspx?c=ikIQLcMWJtE&b=8379183&ct=12253725

(23) Prevent Heart Attack and Stroke with Potent Enzyme that Dissolves Deadly Blood Clots in Hours. Health Sciences Institute, March 2002
(24) Yang, NC et al (2009) "Combined nattokinase with red yeast rice but not nattokinase alone has potent effects on blood lipids in human subjects with hyperlipidemia." Asia Pac J Clin Nutr. 2009;18 (3) :310-7.
(25) Lau, B (1999) "Garlic and you: the modern medicine" Apple Publishing 26
(26) Zeng, T et al (2012) . "A meta-analysis of randomized, double-blind, placebo-controlled trials for the effects of garlic on serum lipid profiles". J Sci Food Agric 92 (9) : 1892–1902.
(27) Dharmananda S. (2004) . Hawthorn (Crataegus) . Food and Medicine in China. January. Institute of Traditional Medicine Online.
(28) " Why Eggs Don't Contribute Much Cholesterol To Diet" Unisci.com
(29) Staff, Alternative Medicine Review (2002) Phosphatidylcholine Altern Med Rev. 7 (2) :150-4.
(30) Jackie Dial, PhD and Sandoval Melim, PhD, ND. June 2000, updated June 2003. "Lecithin" in AltMedDex® Evaluations. Truven Health Analytics.
(31) Carr, TP & Jesch, FD (2006) Food components that reduce cholesterol absorption. Adv Food Nutr Res 51, 165–204.
(32) Greger JL (July 1999) . "Nondigestible carbohydrates and mineral bioavailability". J Nutr. 129 (7 Suppl) : 1434S–5S.
(33) Demonty, I; Ras, RT, van der Knaap, HC, Duchateau, GS, Meijer, L, Zock, PL, Geleijnse, JM, Trautwein, EA (2009 Feb) . "Continuous dose-response relationship of the LDL-cholesterol-lowering effect of phytosterol intake.". The Journal of nutrition 139 (2) : 271–84.
(34) Woyengo, TA (2009) . "Anticancer effects of phytosterols". European Journal of Clinical Nutrition 63 (7) : 813–20.
(35) Valsta, LM et al (2007) . "Estimation of plant sterol and cholesterol intake in Finland: Quality of new values and their effect on intake". British Journal of Nutrition 92 (4) : 671–8.
(36) Ascherio A, Willett WC (October 1997) . "Health effects of trans fatty acids". Am. J. Clin. Nutr. 66 (4 Suppl) : 1006S–1010S.
(37) Rostler, S (2001) . "Trans fat worse for heart than saturated fat." Reuters Heath report (August 13, 2001)
(38) Mensink RP, Katan MB (August 1992) . "Effect of dietary fatty acids on serum lipids and lipoproteins. A meta-analysis of 27 trials". Arterioscler. Thromb. 12 (8) : 911–9.
(39) Mensink, RP (2003) "Effects of dietary fatty acids and carbohydrates on the ratio of serum total to HDL cholesterol and on serum lipids and apolipoproteins: a meta-analysis of 60 controlled trials." Am J Clin Nutr. 77 (5) :1146-55.
(40) Rath, M et al (1990) "Hypothesis: lipoprotein (a) is a surrogate for ascorbate." Proceedings of the National Academy of Science 87:16, 6204-6207
(41) Coen DA Stehouwer, Coen van Guldener. Homocysteine-lowering treatment: an overview. Expert Opinion on Pharmacotherapy. 2001, 2 (9) : 1449–1460.
(42) McLean RR et al. Homocysteine as a predictive factor for hip fracture in older persons.. New England Journal of Medicine. 2004, 350: 2042–2049.

拆解健檢紅字②：血糖

第2章

血糖總是高高低低，測血糖只是自欺欺人？

健檢項目：血液——血糖檢測

CH 2-1 一定要破解的4個血糖迷思與疑問

Q1 血糖為什麼會高低起伏？

59歲的陳先生是糖尿病老病患，自從20年前診斷出糖尿病以來，他一直按照醫囑，定期複診、定期服藥，飲食以五穀米或南瓜為主食，少油少肉，少量多餐，以高纖餅乾當零食。但是他的血糖始終忽高忽低，空腹血糖一下低到120，一下又高到260，飯後血糖在200～300之間。陳先生發現這幾年的身高縮水了4公分，而且嘴很饞，常趁家人不注意就偷吃一點甜點或糕餅，家人也發現他的脾氣越來越差。陳先生有自我檢測血糖的習慣，每次複診前就會控制口慾，因此檢測出的血糖值比較正常。直到最近，醫生開始測糖化血色素之後，才發現他的血糖控制得並不好。

58歲的王先生每年都會做健康檢查，血糖檢測並未出現異狀，前陣子因視力模糊、傷口不易癒合，經眼科醫師檢查後，才發現竟已罹患糖尿病。這讓他感到相當氣憤，難道這些年的血糖檢測都是做假的嗎？

（本章所提到的糖尿病，如未特別註明，指的是第二型糖尿病）

提到血糖，我想先問一個問題：「你認為雲霄飛車有多高？」坐過雲霄飛車的人都知道，它一會兒往上衝到100公尺，一會兒往下降至20公尺，一下子又降到最低點1公尺。**人的血糖值就像雲霄飛車，也是動態的，隨時在改變，即使是健康的人，血糖也一樣會起起伏伏**，但多虧胰臟分泌了胰島素，可將血糖控制在比較穩定的範圍，例如80～120之間。至於糖尿病患者，因胰島素分泌不足，血糖高低起伏就比較激烈，尤其初打胰島素的糖尿病新手，血糖可以在60～350之間來回猛烈震盪。

血糖值可能會騙人

血糖到底多高？要看你是在哪個時間點量測。空腹時、吃飯時、飯後半小時、飯後1小時、飯後2小時來驗，數值都不一樣。甚至心情不佳時、沒睡好、壓力大、剛運動完、剛吃完1碗乾麵、剛吃下1顆滷蛋，測到的血糖值也會有所不同。

右頁的圖是臨床上常見的血糖圖。此人的血糖值在240～80之間來回劇烈擺盪，他三餐前的空腹血糖值分別是160、120、100，除了早餐稍微高之外（可能晚上沒睡好），可說「很正常」。如果他只測空腹血糖（例如C點），醫生會判斷「沒有糖尿病」。但如果從飯後2小時的數值來看，三餐分別是180、

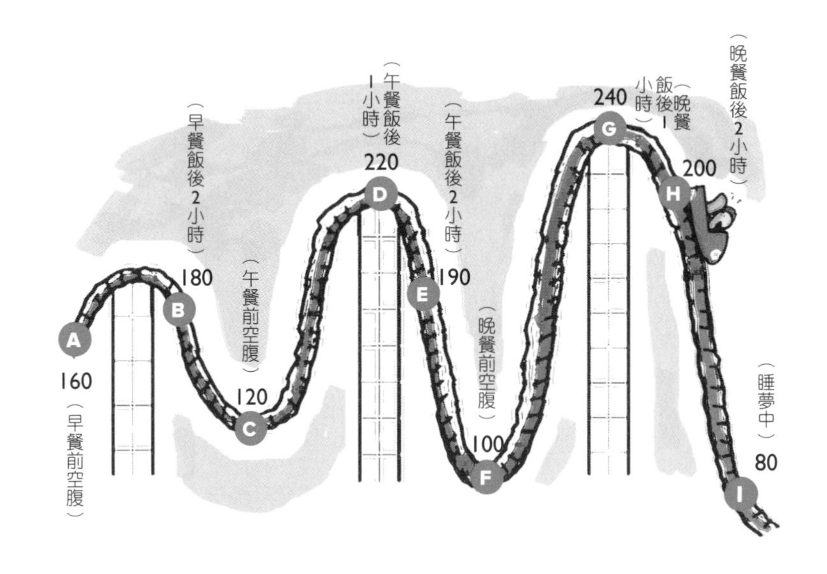

190、200，他已是失控的糖尿病患。再看他飯後1小時的數值，最高到達240。而半夜睡夢中，竟然下降到80，很可能是他睡前施打了胰島素。我遇過很多睡前施打胰島素的患者，半夜血糖降到60、甚至50以下，這相當危險，可能會因此昏迷死亡。

實際上，這是一個血糖失控的中期糖尿病患，但因為驗血糖的時間點不同，導致解讀不同，醫生可能無心誤判，患者也可有意操弄（例如，挑選血糖值低的時間點進行檢測）。因此，我認為，**測血糖有時是種自欺欺人的行為，絕對不可盡信**。當病患告知他的血糖值時，我通常不會完全採信，而是追問他的糖化血色素，有時也要測胰島素。

不過，在討論糖化血色素和胰島素之前，我們還是先講講血糖。所謂的「血糖」，就是血液中的葡萄糖。血糖是細胞的主要能量來源，當澱粉食物在腸道中，經消化轉變成葡萄糖後，就會透過腸壁細胞進入血液循環，最後運送到全身各細胞，以供使用。**當血糖濃度升高，胰臟的蘭氏小島（Islet of Langerhans）裡面的貝他細胞（beta cells）就會開始分泌胰島素，以促進血糖進入細胞，使血液中的血糖保持在正常值**，如果胰島素分泌正常，血糖值的就可控制在正常範圍內，高低波動不會太大。但如果胰島素不足(註2)，血糖就會上升，形成糖尿病。

Q2 飯後愛睏、常餓得發慌，竟是糖尿病潛伏期？

你曾經有吃完飯後很愛睏、很想打瞌睡的經驗嗎？肚子餓的時候，會不會餓到頭昏、手腳冰冷、發抖、脾氣急躁？如果是的話，你已經是糖尿病的候選人了。若是有時大腦很難思考、很難集中注意力，亦即有「腦茫」（brain fog）的感覺，那表示你已一腳跨進糖尿病的門檻了。

以上所提到的現象，都是「胰島素抗性」的症狀。我常在演講時抽問聽眾，發現有上述症狀者高達三分之一以上。這個數字和美國的統計結果差不多；截至2013年，美國有 35%的人有胰島素抗性，8.3%有糖尿病。

餓得發慌就是低血糖，飯後愛睏就是高血糖，凡是有飯前飯後這種「血糖不穩」的現象，就是輕微的胰島素抗性；而如果有「腦茫」，則屬於較嚴重的胰島素抗性。「腦茫」的感覺很難描述，但有個比擬可供大家參考：一般人久蹲之後，突然站起會有頭腦缺血的感覺，那就是腦茫。只不過，此時的腦茫比較猛烈，且只發生幾秒鐘；若是胰島素抗性所引起的，情況會比較輕微，但可長達數小時、甚至數天之久。長時間腦茫會影響一個人的思考、注意力、記憶力、情緒穩定，甚至會提早罹患老年失智症。

在被診斷出糖尿病之前，會有一段很長的時間，空腹血糖值呈現正常，但有「胰島素抗性」。「胰島素抗性」是第二型糖尿病特有的現象，從糖尿病潛伏期就開始出現，一直到晚期都可能存在。初期胰島素抗性的血糖值是正常的，我向來稱之為「糖尿病潛伏期」，但近年來主流醫學稱為「糖尿病前期」（prediabetes）。如果有胰島素抗性的現象，就表示過幾年會診斷出糖尿病，因此，**如果可以逆轉胰島素抗性，就可以避免得到糖尿病。**

什麼是胰島素抗性？和糖尿病有什麼關係？

要了解糖尿病之前，我們必須先了解胰島素抗性，因為後者是前者的成因。胰島素主要負責降血糖，講精確一點，就是把血糖從血管中送進細胞。吃下的糖分和精製澱粉越多，血管中的葡萄糖（血糖）就會飆得越高，胰臟就要分泌越多的胰島素來降血糖。因此，**如果一個人每天都吃很多糖分或澱粉，胰臟就要大量分泌胰島素，長久下來就會疲勞，導致胰島素分泌不足**（註2）**，使血糖居高不下，此時，就會被診斷出糖尿病。**

註2：這裡的不足是相對不足，請參考第79頁的詳細解釋。

此外，腰腹脂肪、內臟脂肪、大腦細胞、肌肉細胞、肝細胞這些細胞，對胰島素非常不敏感，胰島素為了要讓血糖進入這些細胞，就要額外大量分泌。這也是胰島素抗性的名稱由來。腦茫的形成，起因於腦細胞對胰島素不敏感，雖然血中胰島素足以把血糖送進身體其他正常細胞，但卻無法把血糖送進腦細胞，腦細胞因此沒有足夠的血糖來產生能量，無法思考、無法集中注意力。

胰島素抗性和肥胖無關，但和腰腹贅肉（也稱為啤酒肚、鮪魚肚、游泳圈、中廣身材）密切關連，腰腹脂肪越多，胰島素就要分泌越多，就越容易罹患糖尿病。一個人可能是標準體重、手腳細瘦，但若有腰腹贅肉，就容易得糖尿病（見右圖）。

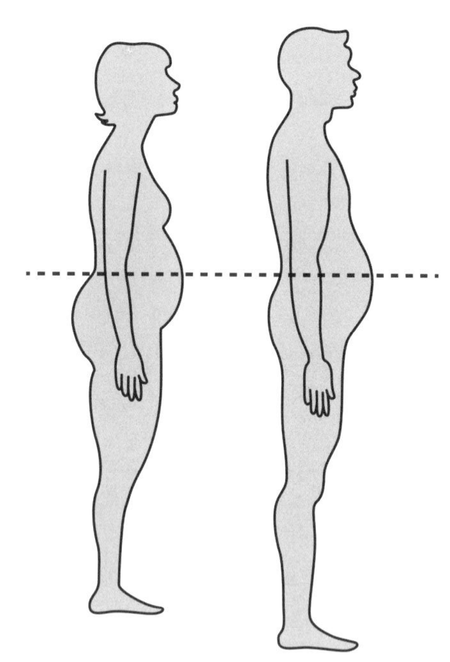

腰腹脂肪越多，越容易罹患糖尿病

在罹患糖尿病之前，會有5年、甚至10年的時間，空腹血糖呈現正常，是因為有大量的胰島素在壓抑血糖，所以，**在這段胰島素抗性的期間，驗血糖是沒用的，驗胰島素才比較有意義。**而一般人如果想知道自己是否為糖尿病的高危險群，除了「空腹胰島素檢驗」和「8點檢驗」之外，最簡單的方法就是看自己有沒有腰腹贅肉，並且觀察有無血糖不穩與腦茫的症狀。（請見本章第2節）

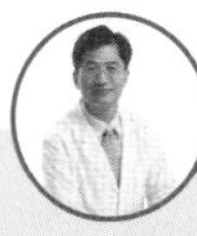

陳博士小講堂

第一型糖尿病和第二型糖尿病的差異

第一型糖尿病是自體免疫疾病，也就是免疫系統攻打自己的胰臟，導致貝他細胞損壞，無法分泌胰島素，而使血糖居高不下。通常在 10 歲以前發病，我見過最年輕的病患是 9 個月大的嬰兒。

而第二型糖尿病是一般人常見的糖尿病，約佔 95%。原因是胰島素抗性，身體為了維持正常血糖，胰島素只好長期大量分泌，最後胰臟累了，胰島素分泌不足，血糖就居高不下。過去通常是老年人才會罹病，但近年來，罹病年齡持續下降，2、30 歲的患者越來越多，甚至小學生都可能罹病。

簡單說，**第一型是貝他細胞壞了，不分泌胰島素。第二型是貝它細胞累了，分泌不夠**（註2）**，無法滿足身體的需求。**我們可以透過驗胰島素來初步辨別：**第一型的胰島素太低，第二型的胰島素偏高。**細心的讀者可能會搞混了，剛才不是說，第二型糖尿病是胰島素不足，現在怎麼又說是偏高呢？請注意，這裡說的不足，是相對不足，而不是絕對不足。舉例來說，正常人的飯後 2 小時胰島素 18，就能將血糖控制在 84；如果他是在糖尿病前期（潛伏期），飯後 2 小時的胰島素必須為 67，才能把血糖控制在 94；如果是罹患第二型糖尿病（初期或中期），因為他的胰臟累了，所以只能分泌 55，此時血糖值已飆升到 150（正常值為 120 以內）。如果是第一型糖尿病人，他的胰島素可能只有 2，而血糖已到 220。

表 2-1 如何初步辨別第一型糖尿病和第二型糖尿病

	飯後 2 小時胰島素	飯後 2 小時血糖
正常人	18（正常）	84（正常）
第二型糖尿病前期（有胰島素抗性）	67（偏高）	94（正常）
第二型糖尿病初期（有胰島素抗性）	55（偏高）	150（偏高）
第一型糖尿病初期（無胰島素抗性）	2（偏低）	220（偏高）

結論是，第一型糖尿病的胰島素偏低（甚至接近零），第二型偏高，但這個偏高對患者而言，還是不足，也就是我所謂的相對不足。

根據上述原理，在空腹和飯後檢測胰島素和血糖，可以初步辨別第一型和第二型糖尿病；若能進一步做 8 點檢測或 10 點檢測（請見第 89 頁），還可以了解病況的嚴重度。

Q3 吃糙米飯搭配青菜、少油少肉，為什麼血糖還是居高不下？

糖尿病名列10大死因已經很有很長一段時間，而台灣2千多萬人口中，有150萬的糖尿病患者，甚至可能有高達7、800萬人屬於糖尿病前期，血糖問題實在不可小覷。但現今主流醫學的糖尿病衛教卻存在兩個迷思，導致血糖控制得不如預期，甚至衍生許多後遺症。目前世界各國都以「美國糖尿病學會」所推行的「糖尿病飲食指南」為最高準則，也就是低卡路里、低脂、少油少肉、澱粉以全穀類為主、少量多餐。但是一般的糖尿病患如果遵循這個原則，飯後血糖大概會飆升到200～300，此時糖尿病專科醫師只好再調高降血糖藥物或針劑胰島素的劑量。

少吃澱粉，才是降低血糖關鍵

為什麼會這樣呢？首先，糖尿病的成因是體內胰島素不足，導致血糖無法降下來。最直接的方法，應該是少吃澱粉食物。但是，根據現行的飲食建議，糖尿病飲食的碳水化合物，包含糖分和澱粉，竟占所有食物的55～65％。也就是說，竟鼓**勵糖尿病人要多吃澱粉、少吃油脂、少吃蛋白質，**

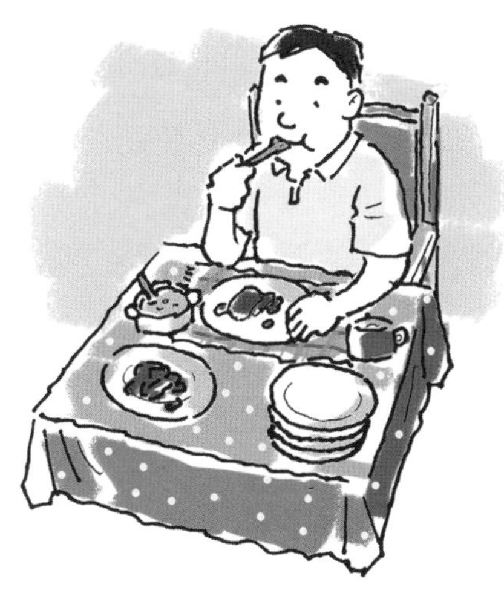

少吃澱粉，才是降低血糖關鍵

這是一個嚴重的迷思。甚至，還鼓勵糖尿病患少量多餐，肚子餓時可以吃一些全麥餅乾，這無疑是雪上加霜。

根據我在美國診間的經驗，根治糖尿病其實不是難事，只要病患願意配合，若不是糖尿病的中晚期，通常在2、3個月內，就能將血糖和糖化血色素逆轉回正常。我並非靠什麼仙丹妙藥，只不過是方向正確了。歐美早有不少醫師和我秉持一樣的理念，都取得很好的療效。例如杜克大學的魏斯曼醫師（Eric Westman, MD）和美國減肥瘦身專科醫學會會長維儂醫師（Mary Vermon, MD）都指出，患者在減少碳水化合物的「第一天」，通常必須減少胰島素注射劑量50%，以免血糖過低。康乃狄克大學的佛列克團隊（Jeff Volek, PhD）從人體和動物實驗一再證明，**碳水化合物大量減少，足以逆轉胰島素抗性、飯後高血糖、以及內臟脂肪**。而早在1870年，法國的布夏爾達醫生（Apollinaire Bouchardat）就發現，因為戰爭導致麵包缺乏，結果患者的尿糖減少，戰爭結束之後，他建議患者仍要少吃澱粉、偶爾斷食，來達到類似的效果。20世紀初，現代醫學之父歐斯勒博士（William Osler）的權威著作《醫學原理與實踐》也建議，糖尿病患的碳水化合物攝取，只能占飲食比重的2%。

低熱量飲食，恐會有反效果

主流衛教的另一個迷思，就是低熱量飲食。**限制熱量或許可以間接稍微控制血糖，但卻會讓病患餓肚子，加上澱粉偏多，就更容易有血糖擺盪效應，餐與餐之間餓得慌或是嘴很饞，非**

得吃零食不可，所以，主流衛教才會鼓勵患者「少量多餐」。這種做法會讓患者長期處於細胞飢餓狀態，大腦就會很想吃東西，尤其偏好甜食或高澱粉食物，長久下來，肌肉會變少、身高會縮水，案例中的陳先生就是如此。

若按照我的飲食建議，餐與餐之間是不會肚子餓的，一天只要吃三餐就夠。因為**控制血糖的飲食關鍵，不在於總熱量的限制，而在於食物比例以及減少高升糖指數食物攝取**，若能控制好這2大重點，血糖狀況一定可以改善。讀者可以做一個實驗來驗證：連續三餐吃青菜豆腐湯和水煮肉，暫不吃飯或任何澱粉類食物，保證餐後血糖降下來；水煮肉可以是蒜泥白肉、白斬雞、或是涮肉片。為什麼我敢掛保證？因為這些食材裡面幾乎沒有澱粉，豆腐裡的澱粉只有一點點，全餐的升糖指數低於15，血糖如何能升高？我不是說未來都不能吃飯，而是用這個比較極端的例子，讓讀者快速體會效果。

Q4 血糖過高要小心，血糖過低則有生命危險？

一般人只注意血糖過高會導致失明、洗腎、截肢等可怕併發症，但那是很久之後才會發生，平時血糖即使飆高到500，頂多是感到疲累、不舒服，不會有立即的生命危險。但是血糖一旦低到40，可能不到20分鐘就會休克死亡。

高血糖可怕之處在於日後的併發症，但低血糖可怕之處，在於立即的生命危險。血糖過低有2個主要原因：第一、施打胰島素過量。糖尿病患者在施打胰島素時一定要注意，如果施打後血糖太低，一定要減低胰島素劑量，不能一成不變。事實上，血糖每天起起伏伏，受到很多因素影響，糖尿病人要多練習測血糖，了解身體在不同時間點、不同條件之下，血糖的可能走向，有效預測高點或低點，在血糖升高之前施打適量胰島素，不可過量，以避免產生低血糖的風險。**第二個原因，是吃過量的糖分或澱粉**，導致體內胰島素大量分泌，而把血糖壓抑過頭，反而變成低血糖。總之，不管是外來的胰島素，或是自己分泌的，太多就會造成低血糖，千萬要小心。

正常血糖反應

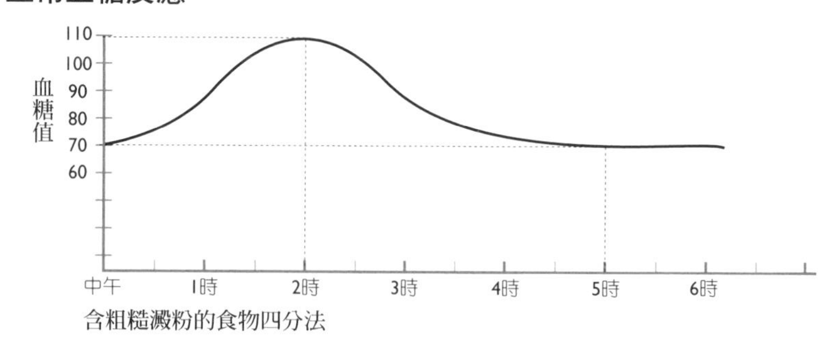

吃完甜食或精製澱粉的血糖反應

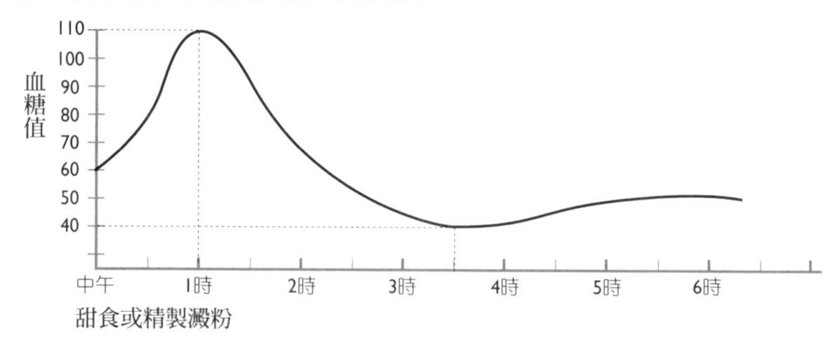

胰島素分泌或施打太多，會使血糖驟降，引起危險

CH 2-2 不可不知的 3 大血糖新觀念

新觀念1 糖尿病可及早發現、及早治癒

了解糖尿病的來龍去脈之後，我們可以得知，**糖尿病不能等到診斷出來才治療，因為在糖尿病的潛伏期，血糖是正常的。所以，血糖數值正常，並不表示你的血糖正常！**一方面是血糖高低起伏會騙人，二方面在病發前幾年，胰島素會大量分泌，以控制血糖在正常值。所以，**即使血糖值正常，但如有以下症狀，很可能已經是胰島素抗性的糖尿病前期：**

症狀一：很容易餓。即使吃飽了，不到3小時又餓了，很想吃糕餅或澱粉類食物。

症狀二：有時餓到發慌、頭昏、發抖、手腳冰冷、脾氣急躁。

症狀三：吃飽後常昏昏欲睡，且易感到疲倦。

症狀四：偶爾有「腦茫」，很難思考、注意力不集中。

另外，從「腰臀比」也可迅速檢查自己有沒有糖尿病潛伏的徵兆。如果發現小腹越來越突出，或是腰部贅肉越來越多，可以量測腰圍和臀圍，**男性的「腰臀比」＞0.9，女性＞0.8，就是處於胰島素抗性的階段，再過幾年就可能被診斷為糖尿病。**如果有上述任何症狀，就必須進行「糖化血色素」、「空腹胰島素」，甚至「8點檢測」，來判定血糖問題處於哪一個階段。

我強烈呼籲，在糖尿病前期只驗「空腹血糖」是完全查不出異狀的，但必須開始積極治療。可惜的是，一般健檢和醫療院所常輕忽這個階段，要等到進入糖尿病初期才會給予診斷。根據我十多年的看診經驗，前期和初期的糖尿病患用本章介紹的方法（請見第91～99頁），透過正確飲食、正確運動、可穩定血糖的營養品和天然藥物，絕大部分都可恢復正常；因為他們的胰臟只是過度操勞，只要多休息、補充營養，一段時間後就可以恢復元氣。至於中晚期的糖尿病患，因為胰臟的貝他細胞可能衰退到一定程度、甚至有所損壞，要完全復原比較困難，但是可以透過武靴葉等天然藥物來降血糖、盡量修復貝他細胞，同時補充天然硫辛酸等營養品來避免併發症。總之，對血糖問題而言，早期預防、早期治療是非常關鍵的，而且是可以成功逆轉的。

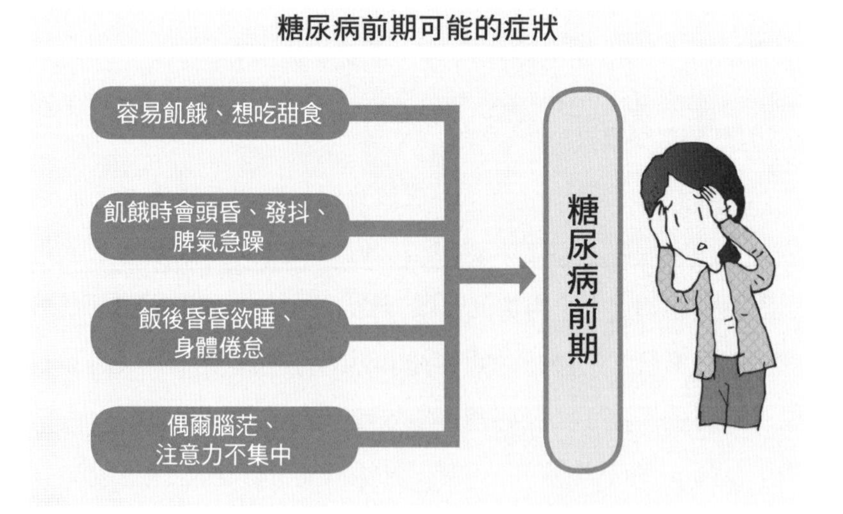

新觀念2 光測血糖不夠，還要測「糖化血色素」與「胰島素」

前面說過，完全依賴血糖檢測，無法真正判斷出糖尿病。有鑑於此，**美國糖尿病學會（American Diabetes Association）從2010年開始，就以「糖化血色素」做為判斷的重要依據。**

檢測糖化血色素，能忠實反映血糖

所謂的糖化血色素（HbA1c），就是紅血球上面黏了多少葡萄糖。在血液中，葡萄糖會黏在紅血球的血色素上（又稱為血紅素），而形成所謂的「糖化血色素」。血糖越高，糖化血色素的濃度也就越高，而且，這個過程為不可逆反應，也就是說，血糖一旦黏上血色素就分不開了。紅血球壽命約為120天，檢測糖化血色素，也就等於掌握了這120天的血糖平均值，即使血糖高低起伏也沒有關係。如果平時血糖控制良好，測出的糖化血色素數值就會很漂亮，如果平時亂吃亂喝，即使檢測前幾天調整飲食，糖化血色素數值仍然會反映這3個月來的高血糖狀態。

根據美國糖尿病學會在2012年公布的糖尿病診斷標準，**正常人的糖化血色素應在5%左右，如果介於5.7～6.4%，就是處於糖尿病前期（胰島素抗性），如果大於6.5%，就要診斷為糖尿病**（請見表2-2）。另外，糖化血色素和血糖之間有一對照表，可以呈現出那3、4個月的血糖平均值（請見表2-3）。

表 2-2 糖化血色素 & 血糖的診斷標準（美國糖尿病學會 2012 年公布）

	糖化血色素（HbA1c）（%）	空腹血糖（FBG）（mg／dL）	葡萄糖耐受測試（OGTT）（mg／dL）
糖尿病	＞ 6.5	＞ 126	＞ 200
糖尿病前期（胰島素抗性）	5.7 ～ 6.4	100 ～ 125	140 ～ 199
正常	約 5 左右	＜ 100	＜ 140

表 2-3 糖化血色素與血糖的對照表

糖化血色素 HbA1C（%）	5.0	6.0	7.0	8.0	9.0	10.0	11.0	12.0
血糖（mg／dL）	97	126	154	183	212	240	269	298

檢測空腹胰島素，可提早發現糖尿病

至於胰島素抗性，我認為是血糖問題的核心，從潛伏期一直到末期，糖尿病患一直被這問題所困擾。檢測的方式很簡單，只要測空腹胰島素就能一窺大概，可提早預知糖尿病；不過目前並不受重視，也未納入常規的健檢項目之中。

空腹胰島素在15以內，表示正常；若超過，就表示胰島素抗性，屬於糖尿病前期。不過，以上是主流醫學的標準，若按照自然醫學的角度來看，就比較嚴格，例如美國抗老基金會建議，最好要＜5，而以這標準來篩選，有胰島素抗性的人口比例，將大幅提高。至於空腹血糖的標準，近年來也越來越嚴格，如果能維持在70～85之間，是最為理想的（請見表2-4）。

表 2-4 自然醫學主張的血糖和胰島素正常值

	自然醫學認為的理想值	主流醫學
空腹血糖（FBG）	70～85	70～100
空腹胰島素（FBI）	< 5	< 15

新觀念3　用「8點檢測」全面掌握血糖

除了空腹血糖，主流醫學也藉由飯後2小時血糖，或葡萄糖耐受測試（OGTT）2小時的數值，來做為診斷的參考。根據美國糖尿病學會在2010公布的標準，口服75公克葡萄糖2小時後，血糖在200mg／dL以上，就確定罹患糖尿病。

但我個人認為，這個檢測還是有漏網之魚，因為飯後1小時是如何？飯後3小時又如何？在每一次血糖檢測的同時，胰島素的數值是多少？舉例來說，如果有兩個人飯後2小時的血糖同樣是140，但甲在飯後1小時的血糖是200，而乙只有160，哪一個人的血糖控制比較好呢？答案是乙，但這是測飯後2小時血糖看不出來的。

檢測、比對飯後半小時、1小時、2小時、3小時的血糖和胰島素，就是我所謂的「8點檢測」，若加上空腹血糖和空腹胰島素兩點，就是完整的「10點檢測」。除此之外，我甚至要求病人檢測晚上睡前和早上起床後的血糖值。對於糖尿病的新患者，必須要透過反覆檢測，才能了解自己的身體與對食物的反應。例如，經過一夜好眠之後，早上的血糖值應要呈現最佳狀態，但臨床上有些人的晨起血糖比睡前高很多，這表示他的睡眠不佳，治療時也不能忽略這一點。

表 2-5 自然醫學的糖尿病診斷標準，強調糖化血色素和空腹胰島素的重要性

檢測項目	正常標準
糖化血色素（HbA1c）（%）	約5左右
空腹胰島素（FBI）（μIU／mL）	·＜5（自然醫學理想值） ·＜15（一般醫師）
空腹血糖（FBG）（mg／dL）	·70～85（自然醫學理想值） ·70～100（一般醫師）
葡萄糖耐受測試（OGTT）（mg／dL）	·30分鐘 FBG+（30～60） ·1小時 FBG+（20～50） ·2小時 FBG+（5～15） ·3小時 FBG+0

CH 2-3 可逆轉糖尿病的6大血糖調節法

方法1 酵母鉻&花旗蔘，有助穩定血糖

我們必須記住：血糖的問題，就是胰島素抗性的問題。**在診斷出糖尿病之前，屬於胰島素升高、血糖正常的糖尿病前期，治療的方針是「穩定血糖」；在診斷出糖尿病之後，因血糖已升高，所以要「降低血糖」。**

所謂「穩糖」，就是要提升細胞對胰島素的敏感性，讓血糖有效進入細胞，使胰島素慢慢降下來，血糖就不會忽高忽低，胰臟也可喘一口氣。**根據我的臨床經驗，穩糖最有效的方法，首推酵母鉻、食物四分法、大肌肉收縮。**

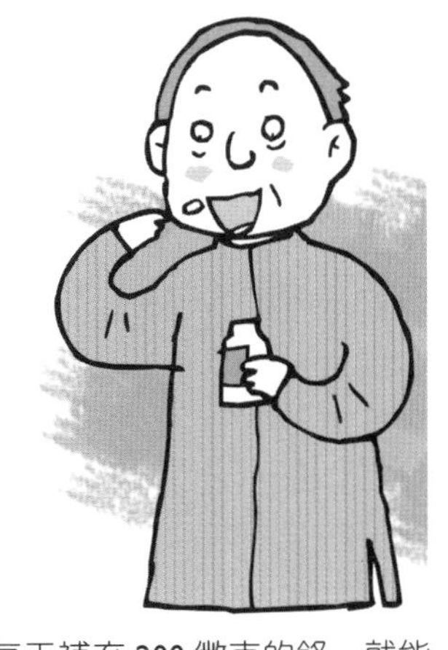

每天補充200微克的鉻，就能提高胰島素敏感度、穩定血糖

「鉻」可提高胰島素敏感度

礦物質「鉻」可以強化胰島素的作用，讓血糖進入細胞。人體內有一種葡萄糖耐受因子（glucose tolerance factor, GTF），它可以強化胰島素的作用，穩定血糖，詳細的結構還未確定。但1970年代，美國營養權威莫茲博士（Walter Mertz, PhD）確定GTF裡面含有鉻、維生素、胺基酸等營養素，其中最重要的成分就是「鉻」。**許多人體實驗也證實，每天補充200微克的鉻，就能提高胰島素敏感度、穩定血糖。**不過，有些形式的鉻是有

毒的，例如二價鉻和六價鉻都具有毒性，只有三價鉻可以食用，選用時一定要謹慎。我個人認為酵母鉻是最好的選擇，因為它不但是三價鉻，更以酵母形式存在，沒有毒性，飯前飯後都可以吃。有血糖不穩的症狀，或是腦茫現象，都可以把酵母粉末放在口中慢慢溶解吸收，長期服用，也能有效逆轉胰島素抗性。

花旗蔘能降低飯後血糖

除了鉻，人蔘也具有穩定血糖的效果。雖然不論高麗蔘、吉林蔘、花旗蔘都含有類似成分，但高麗蔘是熱性的，而一般中醫認為糖尿病是一種消渴症，會有虛熱，所以涼性（事實上應屬於平性）的花旗蔘較為適合。有許多研究顯示，**飯前服用3公克的花旗蔘，能有效降低飯後血糖**。詳細的作用機制尚不明朗，但我發現效果不錯，可搭配其他穩糖和降糖的方式一併使用。

我臨床上偏好使用美國威州產的花旗蔘，除了屬性不會燥熱、比較沒有副作用之外，威州蔘的種植方法是最天然的、療效亦是最強的，而且多醣體和人蔘皂苷很充足，吃起來甘甜中帶微苦、入口很舒服，新鮮的蔘還有一股清香。相較之下，中國大陸栽種的各種蔘（包括吉林蔘和西洋蔘），農藥和化肥的使用相當嚴重，而且療效很弱，味如嚼蠟，甚至還會「咬嘴」。只可惜，近年來美國花旗蔘不敵中國和加拿大的西洋蔘低價競爭，蔘農紛紛棄種，產量銳減，市占率不到5%，市場上更是假貨充斥，不易購買。

方法2 運用武靴葉，有效降血糖、重建胰臟機能

一旦診斷出糖尿病，除了「穩糖」之外，「降糖」就成了當務之急。在所有的天然草藥和營養品中，武靴葉的效果最好，它是一種印度草藥，除了能有效降血糖，還能修復胰臟中的貝他細胞，不僅第二型糖尿病患者可以吃，連第一型糖尿病患者也適用；此外它還能降低病患對糖分的渴望，可說是一舉三得。不過，要注意的是，由於武靴葉降血糖的效果很明顯，所以不建議正常人做為保健服用，只有血糖偏高的人才使用。即使是糖尿病患者，如果同時施打胰島素和服用武靴葉而導致血糖過低，就必須降低胰島素施打劑量。

如果說酵母鉻是穩糖的高手，那麼武靴葉就是降糖的利器，兩者相輔相成，是我臨床上調控血糖最常用的兩種天然藥物。在診斷出糖尿病之前，只使用酵母鉻；一旦確診糖尿病，就必須結合酵母鉻和武靴葉。

方法3 中晚期患者補充硫辛酸，預防末梢神經病變

硫辛酸是體內所有抗氧化劑的老大哥，例如維生素C若被氧化了，回到硫辛酸身旁就能重新具備抗氧化能力。而且硫辛酸的抗氧化力是維生素C＋E的400倍，兼具脂溶性和水溶性，可說是超強、萬用的抗氧化劑，除了能抗氧化、抗過敏、抗發炎，還可抗癌化，還可增加粒腺體產能的效率，效用非常廣泛。

對於中晚期糖尿病患，我都會建議補充天然硫辛酸，因為糖尿病晚期最怕的就是末梢神經病變所引起的洗腎（腎臟病變）、失明（視網膜病變）、截肢（因末梢神經或血管壞死所致），而德國海涅大學研究發現，**中重度的糖尿病患若每天補充600毫克以上，連續3周，末稍神經病變的疼痛會大幅減輕，並有神經再生的現象**，對於逆轉末梢神經病變的併發症，具有極佳保護效果。

此外，硫辛酸是超強抗氧化劑，健康的人也可以吃，每日劑量100～200毫克即可。我發現肝病患者和自體免疫疾病患者特別需要它，尤其是對類風濕性關節炎患者，有很好的止痛效果。

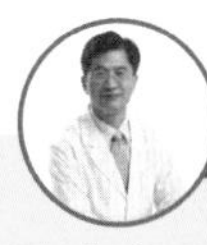

陳博士小講堂

這些營養品也能調節血糖

◎山苦瓜（苦瓜亦可，但效果較弱）：山苦瓜有助於降血糖，屬於涼性食材，僅適合熱性體質，可做為輔助使用。

◎肉桂：效果與用法和山苦瓜相同，但適合寒性體質者。

◎維生素 C：可抗氧化，保護微血管，強化結締組織，使血管更有彈性，並具有些微降血糖效果。

方法4 飲食採用加強版「食物四分法」，讓胰臟好好休息

想要防治糖尿病，除了修復胰臟和提供葡萄糖耐受因子之外，更重要的是要讓胰臟貝他細胞好好休息，不要再大量分泌胰島素。**第二型糖尿病從潛伏期到末期，都屬於胰島素抗性，是身體對糖分和澱粉無法招架的結果；換句話說，糖尿病就是「澱粉不耐症」**。既然胰臟無法分泌足夠的胰島素來控制吃下去的澱粉，那麼，只要大幅減少高澱粉食物，讓胰臟好好休息，再用武靴葉修復它，注重睡眠，舒緩壓力，胰臟就會慢慢恢復功能。

食物四分法

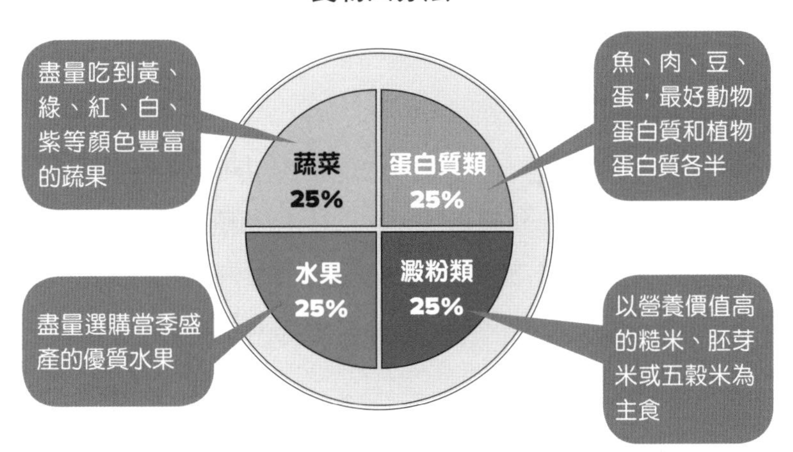

「食物四分法」淺顯易懂，執行上也不需要食物換算。特別要注意的是，如果澱粉類不是來自較有營養價值的糙米、胚芽米、或五穀米，而是白米的話，比重必須再少一點。另外，蛋白質來源為魚、肉、豆、蛋，最好能一半來自動物性來源，一半來自植物性來源

我從《吃錯了，當然會生病！》開始，就不斷倡導「食物四分法」，對於糖尿病來說，更是非遵循不可。簡單來說，食物四分法就是將每一餐的食物分成蔬菜、水果、蛋白質、澱粉四等分，油脂則是隱藏在肉類或菜飯中。對正常人來說，只要每餐嚴格遵守食物四分法，血糖就會穩定，**但如果糖化血色素>6.5，就必須採用「加強版食物四分法」，每餐將澱粉攝取量降至八分之一，至於多出的八分之一**，則可用蔬菜、蛋白質及好油來補足。

方法5　避開「高升糖指數」食物，讓胰臟不再疲於奔命

關於糖尿病患者的飲食，一方面要控制澱粉類食物少於八分之一；另一方面，要盡量挑選低升糖指數的食物，避開高升糖指數的澱粉。（見表2-6～表2-8）

所謂的「升糖指數」（glycemic index，簡稱GI），就是吃了該食物之後血糖升高的速度。對於糖尿病前期到末期的人來說，吃越低的升糖指數，越能讓胰臟充分休息。蛋白質、脂肪，葉菜類、堅果類的升糖指數都相當低，但糖和精製澱粉屬於高升糖指數食物。因此，吃下1片土司，血糖會快速飆升，但吃了3顆茶葉蛋，卻沒太大變化。

我這裡所說的「加強版食物四分法」和「低升糖指數飲食」，不只正餐要嚴格執行，零食也不能例外。**很多血糖不穩的人，會在餐與餐之間吃一點餅乾或麵包，卻不知道這類高升**

表 **2-6** 高升糖指數食物（**70** 以上）

食物	升糖指數	升糖負擔	食物	升糖指數	升糖負擔
泰國香米	109	46	玉米片	81	21
麥芽糖	105	--	荔枝	79	16
大棗乾	103	42	泡麵	77	19
葡萄糖	100	10	薯條	76	22
葡萄糖＋花旗參 3g	78	8	五穀雜糧	76	--
糯米	98	31	甜甜圈	76	17
馬鈴薯（煮）	88	16	南瓜	75	3
馬鈴薯（烤）	85	26	運動飲料	74	13
麵條	85	--	貝果（硬麵包圈）	72	25
餅乾	85	10-18	西瓜	72	4
披薩	80	22	白米飯	72	36

表 **2-7** 中升糖指數食物（**56**～**69**）

食物	升糖指數	升糖負擔	食物	升糖指數	升糖負擔
黑麥麵包	69	--	烏龍麵	62	30
砂糖	68	7	米粉	61	23
哈密瓜	65	--	玉米	60	20
葡萄乾	64	28	木瓜	59	10
可口可樂	63	16	鳳梨	59	7

表 2-8 低升糖指數（0 ～ 55）

食物	升糖指數	升糖負擔	食物	升糖指數	升糖負擔
蜂蜜	55	10	牛奶	40	3
芋頭	55	4	草莓	40	1
香蕉（熟）	50-70	13-16	蕃茄	38	4
香蕉（生）	30	6	蘋果	38	6
全麥麵包	55	12	熟番薯	37	13
糙米飯	55	18	冬粉	33	16
奇異果	53	6	綠豆	31	5
純柳橙汁（無糖）	53	12	雞蛋	30	--
芒果	51	8	扁豆	30	5
蕎麥麵包（50%蕎麥）	47	10	白腎豆	28	7
麻薯	48	32	香腸	28	1
香吉士柳橙	48	5	葡萄柚	25	3
胡蘿蔔（熟）	47	3	純優格（無糖）	23	3
胡蘿蔔（生）	16	1	果糖	23	2
葡萄	46	8	腰果	22	3
白麵包加醋	45	7	花生	18	1
豆漿（無糖）	44	8	蘑菇	15	--
義大利麵（煮 15 分鐘）	44	21	海藻類	15 以下	--
義大利麵（煮 5 分鐘）	38	18	葉菜類蔬菜	15 以下	--
水梨	44	5	黃豆	14	1
眉豆	42	13	木糖醇	8	1

糖指數食物正是刺激胰島素大量分泌、讓胰臟疲於奔命的元凶！嘴饞或肚子餓時，可以吃1顆滷蛋或茶葉蛋，或是1片瘦肉，或是1顆酪梨或芭樂，這些都是升糖指數很低的食物。

方法6 運動也可以降血糖

大家都知道，運動可以促進血液循環、提升體能、減緩壓力、燃燒脂肪、強化肌肉骨骼，但可能很少人知道運動對於胰島素和血糖的影響。前文提到，「大肌肉收縮」是提高細胞胰島素敏感度的好方法，這是為什麼呢？當你的肌肉在收縮的時候，細胞膜會打開一些通道，讓血糖容易進入；換句話說，肌肉收縮時，胰島素不必分泌那麼多，血糖就能進入肌肉細胞，如此一來不就降血糖了嗎？研究顯示，**持續性的中度運動，可讓血糖進入肌肉細胞的速度加快20倍，比降血糖藥物還好用。**

另外，運動時也會促使血糖進入肌肉細胞之後，轉成肝醣儲存，以備不時之需。臨床上發現，肝醣充足的話，身體會比較耐餓且有耐力。

根據我的經驗，**運動最好混合搭配，有氧運動（例如健走、爬山）加無氧運動（例如伏地挺身、仰臥起坐、舉重），每周5次，每次至少1小時，能夠有效穩定血糖。**

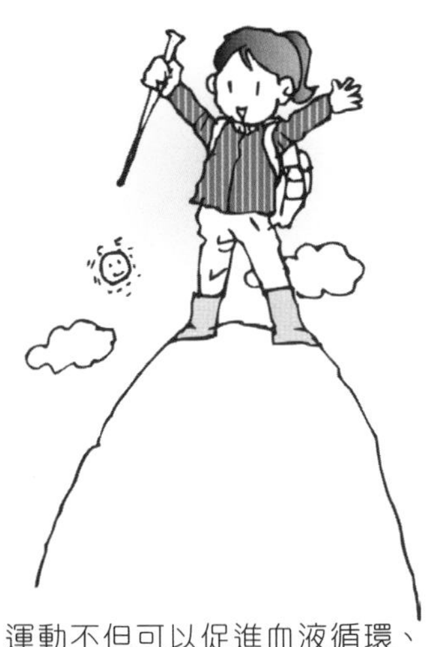

運動不但可以促進血液循環、提升體能，還能有效穩定血糖

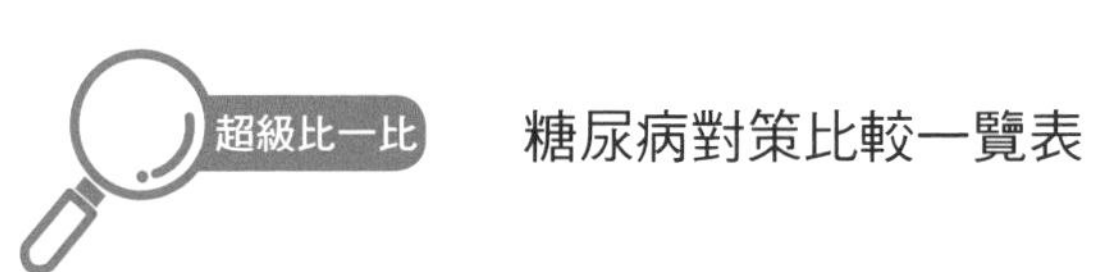

糖尿病對策比較一覽表

	一般醫師	Dr. Chen 自然醫學
判讀依據	●以前只測血糖 ●2010 年開始測糖化血色素	除了糖化血色素，同時還檢驗胰島素，並要求密集測血糖以了解飯後血糖波動
數值看法	●正常血糖：空腹＜ 110 mg ／ dl，飯後＜ 140 mg ／ dl。如果空腹血糖 ＞ 126 mg ／ dl，飯後血糖 >200 mg ／ dl，即確診為糖尿病 ●糖化血色素：正常 5%，糖尿病前期 5.7 ～ 6.4，若＞ 6.5%則為糖尿病	●血糖值忽高忽低，不要盡信 ●空腹胰島素＜ 5μIU ／ mL 「8 點檢測」才精確 ●糖化血色素同左
潛伏期	不治療	●積極發現胰島素抗性的症狀 ●重視空腹胰島素檢測 ●以穩糖方針開始治療
治療方式	●口服降血糖藥物 ●施打人工胰島素	●潛伏期或輕微糖尿病以酵母鉻或花旗蔘來穩定血糖；血糖偏高者用武靴葉降血糖並修復貝他細胞 ●中重度糖尿病患者，加用硫辛酸保護末梢神經、預防病變
衛教方式	●限制總熱量且建議少肉少油（但對澱粉卻沒有限制），澱粉占食物比重 55 ～ 65% ●鼓勵以澱粉食物做為點心	●嚴格執行「加強版食物四分法」與「低升糖指數」飲食，透過減少澱粉攝取，穩定血糖，並讓貝他細胞獲得充分的休息 ●不建議澱粉食物做點心，連零嘴都要遵守低升糖指數原則

拆解健檢紅字③：高血壓

第3章 高血壓找不到病因，只能吃降血壓藥改善？

健檢項目：身體理學檢查

CH 3-1 一定要破解的2個高血壓迷思與疑問

Q1 改善高血壓，只能吃降血壓藥？

身為專案經理的小王，為了達成業績，經常把工作帶回家。他雖然是外食一族，但是不菸不酒，每周至少上1次健身房，自認健康狀況應該不錯，不過近來卻常感到頭痛、失眠、頸部痠痛。到醫院檢查後，才發現血壓已高達170／95mmHg，而且找不出原因。經過連續追蹤，發現血壓依然居高不下，醫師診斷為「原發性高血壓」，必須持續吃降血壓藥物才能控制。

高血壓是現代人非常普遍的問題。根據美國心臟協會的資料，2006年全美有34%的人血壓超過140／90mmHg，其中黑人更高達44%。而在台灣，高血壓問題也同樣普遍，根據2003年衛福部的調查，15歲以上的台灣民眾，23%患有高血壓，到了65歲以後，高血壓的比率更超過50%以上。

高血壓會導致腦中風、心肌梗塞、心臟衰竭、動脈瘤破裂、

慢性腎臟病、視網膜破裂……等嚴重後果，國人10大死因中，與高血壓有關的就占了一半。然而，高血壓沒有明顯症狀，很多人的血壓高到160mmHg也沒感覺，甚至飆到170～180 mmHg，也只是感覺後腦有些脹脹的，所以高血壓就像是隱形殺手，正悄悄地、一點一滴地蛀蝕身體機能，大多數的人都是在健檢或做其他疾病檢查時，才會發現自己有高血壓。

吃降血壓藥，治標不治本

所謂的「血壓」其實是動脈壓的簡稱，簡單來說，就是動脈管壁所承受的壓力。當心臟收縮時，左心室將血液泵出到主動脈，這時主動脈壓為血液高壓，又稱收縮壓；等心臟舒張、血液流入右心房時，主動脈壓的壓力最低，稱為血液低壓或舒張壓。依據2003年美國心臟科醫學會標準，正常血壓的收縮壓應＜120 mmHg，而舒張壓應＜80 mmHg，如果高於以上數值，便可視為血壓異常（請見表3-1）。

表 3-1 美國心臟科醫學會 2003 年公布的血壓標準

類別	收縮壓	舒張壓
正常血壓	＜ 120mmHg	＜ 80 mmHg
高血壓前期	120 ～ 139mmHg	81 ～ 89 mmHg
第一期高血壓	140 ～ 159mmHg	90 ～ 99 mmHg
第二期高血壓	＞ 160mmHg	＞ 100mmHg

說明：血壓正常數值是大多數人的常態分布，仍有少數例外，他們的血壓很低但身體仍很健康。

主流醫學將高血壓分為「原發性高血壓」與「繼發性高血壓」，前者佔95%，後者佔5%。所謂原發性高血壓，就是醫生診斷不出身體有特別的疾病，但卻有高血壓現象；而繼發性高血壓則是由懷孕、血管疾病、藥物、腎臟病……等明顯疾病或原因引起的。**由於大多數的高血壓都是原因未明，沒有疾病可以鎖定治療，因此目前主流醫學的方法就是處理症狀，也就是給予「降血壓藥物」**。但是這些藥物存在不少副作用，而且無法根本移除導致高血壓的原因，都是治標而不治本，所以只能吃藥一輩子。

我在美國加州和華州的自然醫學醫師執照，允許我開立所有的降血壓藥物，但十多年來我從未開過。我並非不開西藥，而是若能用天然的方法治癒，為什麼要依賴降血壓西藥？高血壓不是沒有原因的，即使是所謂的「原發性高血壓」也一樣，只要病因明確，用自然醫學療法就能達到很好的效果。（請見本章第2節）

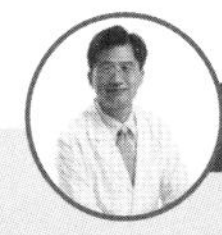

陳博士小講堂

吃降血壓藥前，先了解它的副作用

主流醫學的降血壓藥物，最常見有以下 4 類。我強烈建議想要服用降血壓藥物的人，必須多了解這些藥物的作用機制與副作用，在利與弊之間做一取捨。

西醫治療方式1：利尿劑

當身體的水分太多時（例如腎臟不好引起的水腫），心臟就要更用力收縮才能把血液打入動脈，所以只要身體的水分少一些，心臟自然可以不必那麼用力，而利尿劑的作用，就是促進體內的水分以尿液型態排出，因而能降低血壓。聽起來有效，實際上也有效，不過，有高血壓未必表示體內有水分滯留，如此強制排水，可能會造成不必要的副作用。

從自然醫學的觀點來看，我比較不建議使用利尿劑，因為副作用多、禁忌多，長期使用會導致鉀流失。常見的副作用包括：多尿、勃起障礙、疲累乏力、腳抽筋。而懷孕、糖尿病、痛風、血脂異常、腎功能不好的人最好盡量不用，若不得已要使用，就要每天補充鉀1～3公克，因為利尿會讓鉀大量流失。利尿劑適用於比較輕微的高血壓（屬第一期高血壓），但其實第一期高血壓不太需要吃藥，只要用天然方法，通常3個月就可降下來。

西醫治療方式2：β blocker（β受體阻斷劑）

動脈血管上有腎上腺受體，當腎上腺分泌時會刺激動脈血管收縮（例如緊張時），此時心臟必須更用力擠壓，才能把血液打入動脈，這也就是為什麼緊張時會手腳冰冷、血壓升高。β受體阻斷劑就是阻斷這些受體接收腎上腺素，讓血管不要收縮，如此一來，心臟就不必那麼用力，血壓就會降下來。不過，身體本來就會有一些因素會引起血管收縮，如果用藥強制它不要收縮，這也是治標不治本。常見副作用包括：疲勞、四肢冰冷、氣喘、憂鬱、勃起障礙、失眠、影響脂肪和醣類代謝。患有氣喘、心臟傳導障礙、慢性支氣管擴張、血糖控制不良需要依賴胰島素的人不適合使用。不過，在降血壓藥中，這類藥物的副作用相對較少，自然醫學認為是比較安全的。

西醫治療方式3：CCB（鈣離子通道阻斷劑）

心肌屬於平滑肌，圍繞動脈血管讓血管收縮的肌肉也是平滑肌。平滑肌的收縮需要鈣離子，所以只要阻斷鈣離子進入平滑肌的通道，就可以讓心臟和血管的平滑肌放鬆，不需那麼用力收縮，進而達到降血壓的效果，此種方法可適用各種高血壓，例如：妊娠高血壓、糖尿病和腎臟病引起的高血壓、老年人、心絞痛等。然而，平滑肌全身都有，不只有血管才有，所以阻斷平滑肌收縮將會導致便祕、頭暈、頭痛、臉潮紅、心律不整、腳水腫等副作用。

西醫治療方式4：ACEI（血管收縮轉換酶抑制劑）

血管收縮轉換酶（angiotension converting enzyme, ACE），是身體分泌用來幫助血管收縮的一種酵素，抑制它就可以讓血管不收縮，這就是ACE抑制劑藥物的作用機制。然而，這還是不能從根源改善。常見副作用包括：持續性乾咳、皮膚疹、味覺喪失。

除了上述四種方式之外，治療高血壓的西藥種類還有很多，如：血管擴張劑、α受體阻斷劑、中樞交感神經抑制劑、周圍交感神經抑制劑……等，但所有藥物的作用機制都差不多，都是不管原因，而以強制的方式硬把血壓降下來，所以高血壓當然無法根治。這好比嬰兒哭鬧，你不問青紅皂白，就直接用膠帶封住嘴巴一樣。嬰兒哭鬧可能是因為肚子餓了、尿布濕了，或是哪裡疼痛，如果不細查原因，是無法真正解決問題的。

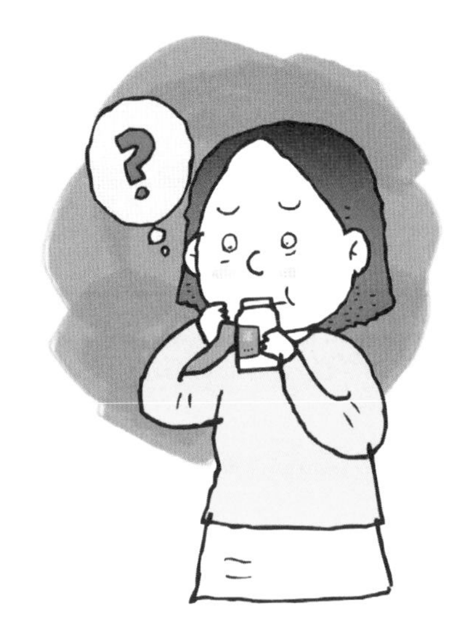

使用降血壓藥物，一定要對副作用有所了解

Q2 95%的高血壓，都找不到病因？

我認為治療高血壓時，首先要考慮的是：「心臟為什麼要這麼用力？」我們可以從醫學生理學來探討，為什麼動脈血的壓力會升高（＝高血壓）。動脈血的壓力和兩個因素有關，第一是心輸出量，第二是周邊阻力大小（請見右頁的圖），當心臟送出來的血量大，或是末梢血管的阻力變大時，就會導致動脈血的壓力變大。換句話說，只要控制心輸出量和周邊阻力，就能有效控制動脈血的壓力，心臟自然可以不必這麼用力。

但要如何控制心輸出量和周邊阻力？讓我們進一步了解導致

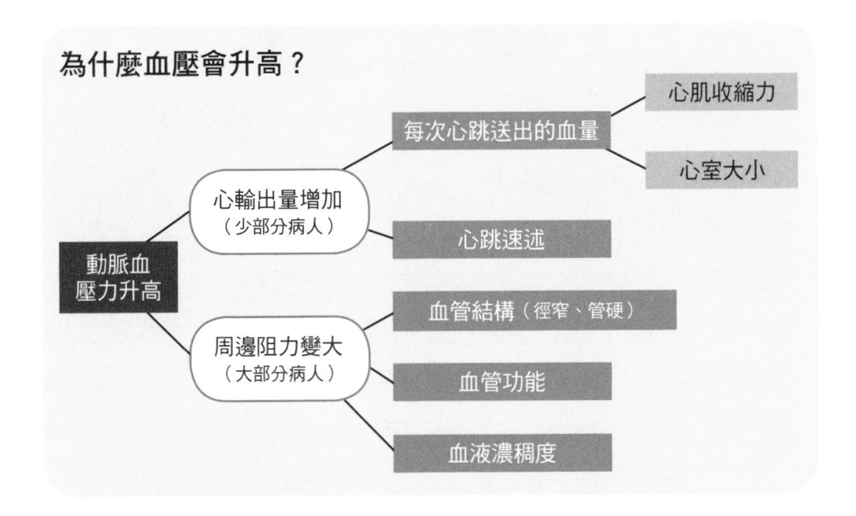

心輸出量和周邊阻力變大的原因。所謂的心輸出量，就是心臟輸出的血液總量，量越多所產生的壓力越高，而影響心輸出量的因素，又可分為「每次心跳送出的血量」和「心跳速率」，其中每次心跳送出的血量與心肌的收縮力強不強、心室大小有關，而心跳則是越快、心臟輸出的血液總量越大。

至於周邊阻力，則包含了血管結構、血管功能和血液濃稠度。當周邊阻力越大，動脈血的壓力也就越大，例如因硬化斑塊或血栓而導致血管孔徑變窄，或是血管太硬缺乏彈性、血液太濃稠（即民間常說的血濁）等，都會讓末梢的血管周邊阻力變大。

值得一提的是，**大部分高血壓都是由周邊阻力太大所引起，自然醫學從原因著手，改善血管結構、血管功能與血液黏稠度，因此效果非常顯著**。很多持續吃降血壓藥物的人，在好好調養後，便可以慢慢停吃西藥。

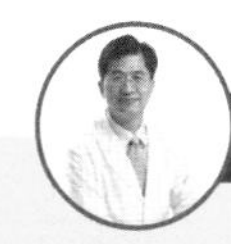

陳博士小講堂

疾病找不到原因？與「還原主義論」有關

目前西醫將找不出原因的高血壓列為原發性高血壓，占高血壓比例的95%。事實上，不只高血壓，當今被主流醫學掛上「原因未明」的疾病很多，例如子宮肌瘤、腸躁症、自體免疫疾病、癌症、過動兒、自閉症、慢性疲勞症候群、纖維肌病、偏頭痛、異食症、躁鬱症、強迫症、耳鳴、梅尼爾氏症、白斑症、不孕……等等，數也數不完。現代醫學知識如此發達，為什麼還有這麼多疾病查不出病因？主要在於西醫看待疾病的角度，是從「還原主義論」出發。

所謂的還原主義（reductionism），就是認為複雜的系統、事物、現象，皆可透過層層分析，還原到單一要素。例如，目前在物理學上，最小的粒子是什麼？科學家從分子、原子、質子、電子、中子，一路還可以繼續分下去到夸克……等等，好像沒有止境。在醫學上，如果用還原主義論來分析病因，就必須分析到一個不可再分割的單元，而且不可以是多重單元。例如感冒，西醫分析還原到「感冒濾過性病毒」層次，發現這種病毒就是感冒的病因。假如是腹部疼痛，就要透過各種檢查，查出到底是盲腸炎、膽囊炎、胃潰瘍，或是子宮外孕，必須還原到單一器官不可。然而，人體有許多問題，是無法還原到一個不可再分割的單元。例如，腸躁症明明是壓力所造成，但還原論者認為「壓力」並非是一個不可分割的單元，所以不能把壓力視為病因。胃潰瘍也是如此，因此將幽門桿菌當作代罪羔羊。

剛才提到西醫認為感冒的病因是病毒，從自然醫學的角度，卻有不一樣的看法。如果病毒是感冒的病因，理論上接觸到病毒的人，每一個人都應該發病，但是幾十年前美國曾進行一個實驗，結論卻不是如此；他們到小學教室去噴灑鏈球菌，但無論怎麼噴灑，都只有30%的學童會有感冒症狀，其他70%的人則很健康。自然醫學認為，感冒的主因在於免疫力下降，而不是病毒，病毒充其量是次要病因。如果免疫力夠強，遇到病毒也不會感冒，這樣解釋才符合邏輯。不過，「免疫力」是一個抽象的綜合體，包含白血球、抗體、荷爾蒙、睡眠、營養……等等複雜因素，所以，主流醫學不會將之視為「病因」。

我習醫近三十年來，始終秉持一個信念，那就是「事出必有因」，一個人會生病，一定有原因，絕對不可能「空穴來風」。我認為每一個高血壓患者應該都可以找出病因，只是這個病因，並非一個不可再分割的單元，並且可能同時有好幾個。自然醫學和中醫看待疾病，不受還原主義論的約束，可以從問題的根本著手，因此有不錯的效果。我常常比喻說，西醫治療高血壓的方式，就好像用湯匙吃麵，雖然可以吃但效率不彰，而自然醫學和中醫治療高血壓，就像用筷子吃麵，因為用對了工具，所以能夠事半功倍。

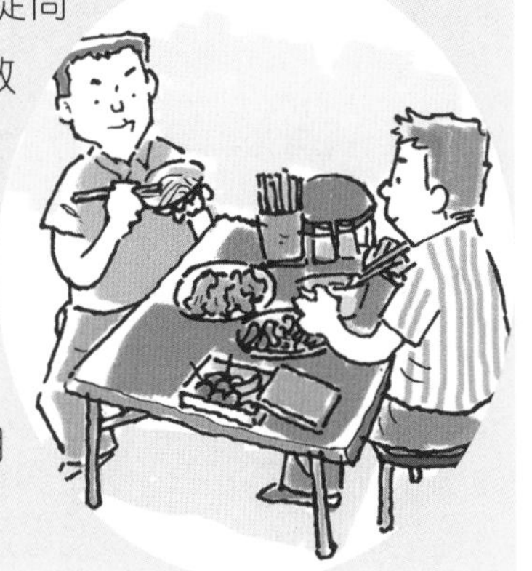

CH 3-2 6大妙招，降血壓安全又簡便

治療高血壓不能緣木求魚，而應該釜底抽薪。高血壓的成因很複雜，有多重因子，治療方式當然也很多元。根據成因，自然醫學的降血壓策略大約可分成以下6種：

妙招1 補充納豆激酶、抗氧化劑，有效疏通血管

當硬化斑塊堆積在動脈管壁，導致血管孔徑變窄時，就會導致心臟不得不用力壓縮，而形成高血壓。針對這個原因，只要疏通血管，血壓自然能恢復平穩狀態。至於疏通方法則與治療膽固醇方法類似，建議補充以下3種物質：

1. 納豆激酶：納豆菌發酵的黏性物質——納豆激酶能夠解溶血栓，無論寒熱體質皆適合，且效果比溶血栓藥物更好。建議中風、心肌梗塞與心絞痛者定期補充，以疏通末梢血管並協助降低壞膽固醇。
2. 大蒜、山楂：一樣具有溶解血栓的作用，但效果比納豆激酶弱，且必須依體質選擇，寒性體質適合使用大蒜，熱性體質者則適用山楂。
3. 抗氧化劑：具有抗發炎的作用，例如：維生素C、維生素E、抗氧化水、兒茶素、生物類黃酮、植物多酚、槲黃素、Ω3必需脂肪酸（魚油、海豹油、亞麻仁油）等。氧化、發炎都是導致血管病變的重要因素，硬化斑塊主要是血管發炎所引起，而低密度脂蛋白膽固醇（壞膽固醇）會囤積在血管中是

因為氧化，因此只要補充足夠的抗氧化劑，就可有效疏通血管。其中，維生素C與維生素E不僅可以抗氧化，還可以讓血管更有彈性，具有雙重效果。

妙招2 銀杏、鎂和一氧化氮，可放鬆血管

當末梢血管太收縮，就代表周邊阻力變大，心臟必須更用力才能讓血液送到末梢，這時只要放鬆血管，心臟就可以不必這麼用力，血壓自然就會下降。有助於血管放鬆的營養品有：

1. 銀杏：可放鬆末梢血管，並促進末梢血液循環，所以不僅有助放鬆血管、改善因血管收縮所引起的高血壓，還可預防老人失智、阻止初期老年失智症惡化，並改善手腳冰冷的問題。

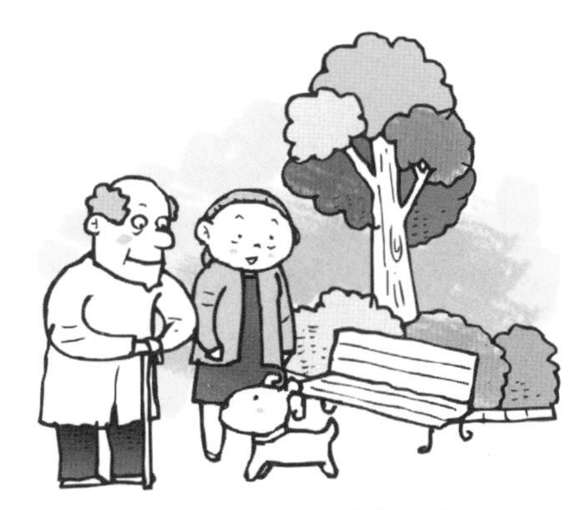

銀杏可改善高血壓及預防老人失智

2. 鎂：礦物質鎂是放鬆血管、神經與肌肉的重要物質，比銀杏的作用更廣泛，我在美國診所使用的杏鎂方，就同時含有銀杏和鎂。如果沒有杏鎂方，只用胺基酸鈣鎂也有不錯的效果，同時補鈣又補鎂。
3. 一氧化氮：早年認為一氧化氮（NO）沒有作用，但幾年前科學家發現，血管管壁若有足夠的一氧化氮，血管就能放鬆，所以不妨補充微量的一氧化氮。不過，如果直接補充一氧化

氮，可能會因為劑量太高而產生毒性，再加上其半衰期很短，可能幾秒鐘內就轉換成其他東西而失去效用，因此需要補充一氧化氮的前驅物。

目前西醫使用的前驅物為硝基甘油，可有效轉換為一氧化氮來放鬆血管。但因為硝基甘油還是有副作用，自然醫學便改用精胺酸（arginine）來替代。精胺酸為胺基酸，也是蛋白質分解後的產物之一，無毒性也無副作用，在心血管疾病方面可以擴張血管、預防心絞痛、心肌梗塞；在神經系統方面可增加腦部血流量，改善中老年人的學習力與記憶力；在免疫系統方面可加強免疫力，巨噬細胞在殺細菌、病毒甚至癌細胞時，利用的就是一氧化氮。此外，精胺酸還具有促進末梢循環、改善手腳冰冷、治療痔瘡、防止低密度膽固醇氧化、降低血小板濃稠度等諸多功能。

妙招3 排除體內毒素，降低血壓

毒素累積在體內過多，也會導致血壓升高；因為身體末梢存有毒素，會使周邊阻力增加，且毒素還會被釋放到血液中，導致血液變得濃稠。因此，排毒也是降血壓的一個有效方法。以下是幾種簡單又有效的排毒方法，進一步資訊，可詳閱《怎麼吃，也毒不了我》一書。

1. 超級排毒配方：這是我在美國診所經常使用的配方，含有34種營養素和草藥，可有效活化肝臟，幫助排毒。
2. 斷食：燃燒脂肪，排出脂溶性毒素。

3.大量流汗：可幫助毒素從皮脂腺排出。

4.現榨蔬果汁：具有排毒、抗氧化雙重功效。

妙招4 虛證高血壓，要補虛補氣

許多中醫師認為高血壓以「實證」居多，一看到高血壓，就用清熱去火的方藥，以「瀉法」來治療。但我十多年的臨床經驗卻發現，「虛證高血壓」的患者越來越多，這些人不能用瀉法，反而要「補法」，才能讓血壓恢復正常。

中醫的治療首先要辨別「陰陽虛實」，高血壓患者由於體質不同，造成原因不同，也有虛實之分，一定要分清楚。中醫治病，難得之處，本在於「同病異治」，也就是說同樣一種病，在不同的體質，或是有不同的症候時，治療的方向大相徑庭。**虛證高血壓不僅症狀與實證不同**（請見表3-1），**治療方式也完全不同，倘若虛證卻以實證方式來瀉火，輕者無效，重者還可能會越治越嚴重。**

表 3-1 虛實證高血壓症狀差異

類型	症狀	常見飲食習慣
實證高血壓	面紅耳赤、講話大聲、精力充沛、脈象洪大、生氣就可能中風	大多飲食偏差、常大魚大肉
虛證高血壓	晚上睡不好、身體差、常感冒或易中暑、手腳沒力、頭暈、中耳循環不好（耳鳴、聽力下降）、手腳發麻、腎上腺皮質醇不足、慢性疲勞等等	過度操勞、飲食大多清淡、腸胃功能弱、可能營養缺乏

虛證高血壓該如何治療呢？基本上只要把握3大重點：

1. 充分的休息：治療期間，把自己視為重感冒患者，先臥床休息幾天，把過去透支的體力補回來。
2. 補充足夠的營養：大量補充維生素C和有機綜合維生素，如果身體很虛，還可搭配使用粉薑茶（粉光蔘＋生薑，可補充腎上腺荷爾蒙）。粉光蔘就是花旗蔘，可以補氣、補虛，在既有條件下，讓身體發揮最大潛能。很多人認為高血壓患者不能吃蔘，事實並非如此，我在臨床上發現，蔘具有雙向調節的功效，也就是高血壓吃蔘可以降血壓，低血壓吃蔘反而可以提升血壓。不過，高麗蔘為熱補，花旗蔘為平補，高麗蔘吃多了，有些人的血壓的確會升高，因此調節血壓，以花旗蔘比較安全。但優良的花旗蔘很難買，美國威州所產的療效最好，而且沒有農藥、化肥、重金屬殘留的問題，不過產量只占全世界的5%左右，目前市面上以中國大陸和加拿大產的西洋蔘居多，造假偽裝美國花旗蔘的情況相當氾濫。
3. 治療打鼾：可問枕邊人或到醫院的睡眠中心檢測，如果有打鼾或確定有睡眠中止症，必須想辦法改善，預防併發症。以下2種方式可供參考：

A. **改用中央凹陷的特殊枕頭**：這種枕頭可讓頸部與脊椎保持水平直線，使呼吸道暢通，有效改善打鼾，而一般的枕頭會架高頭顱，使脖子彎曲，氣道因此容易塌陷，打鼾就難以避免。只可惜，我目前在台灣還沒見過這種枕頭。手巧的讀者，可以買一個普通枕頭，參考下圖縫製。

B. **鍛鍊咽喉肌肉**：在身體直立的情況下，仰頭（約呈45度），張開嘴做吞舌頭的動作，就會收縮咽喉的肌肉，不過，這個動作並不容易學會。

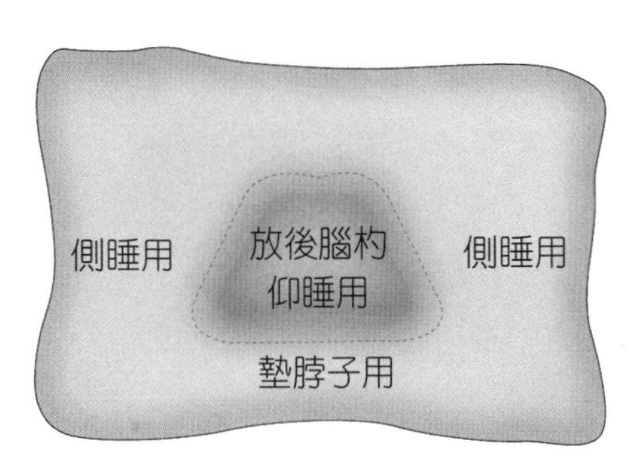

依圖把「放後腦杓」的地方縫製出凹陷，可讓頸部與脊椎保持水平直線

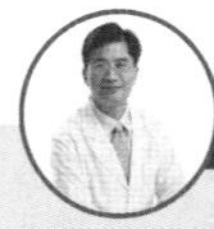

陳博士小講堂

打鼾可能會引起虛證高血壓，千萬別忽視！

虛證高血壓的表象為血壓高，但若降到細胞組織的層次來看，則是因為末梢血液循環差，末梢組織無法有效進行氣體交換與廢物代謝，造成細胞缺氧；此時大腦為了讓末梢組織獲得足夠氧氣，就會下達代償性命令，加強心臟的收縮力以增加血液輸出量，這樣就可以把更多血液送到末梢，改善缺氧，但也連帶會造成血壓升高。

這些年來，我對於虛證高血壓有更進一步的認識。我發現，很多虛證高血壓患者有打鼾習慣甚至睡眠中止症，打鼾是因為咽喉局部肥胖或肌肉鬆垮無力，導致呼吸通道比較塌陷，氣體通過時發出鼾聲。打鼾嚴重時，有時會停止呼吸達 15 ～ 20 秒之久，也就是所謂的呼吸中止，這時大腦會有缺氧的訊號，馬上警覺，並下達命令，轉一下頭或突然大吸一口氣，呼吸又恢復正常。如果反覆發生睡眠中止，除了早上起床時會覺得沒睡好之外（但又不知為什麼沒睡好），這種頻繁的大腦缺氧狀況，還會導致患者隔天的血壓升高。我有好幾位病患就是因為睡眠中止症而引起高血壓，長期失控演變成失智症，所以不要小看打鼾這小毛病。

虛症高血壓的原因

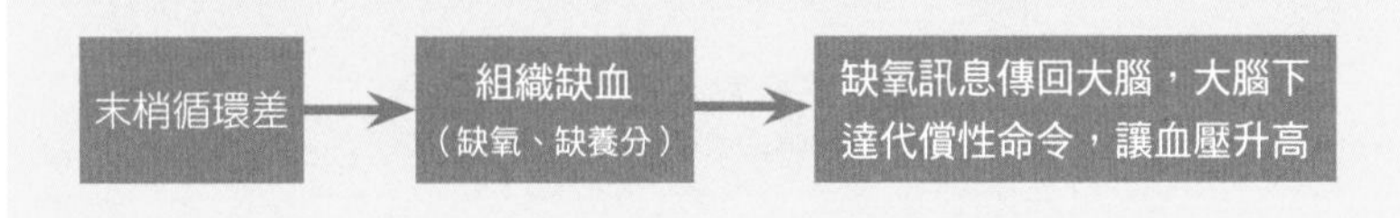
末梢循環差
組織缺血
（缺氧、缺養分）
缺氧訊息傳回大腦，大腦下達代償性命令，讓血壓升高

妙招5 高血壓飲食原則，把握五少、二多、四分

高血壓的人應該怎麼吃？一般醫師和營養師強調要少油少鹽，但臨床上我並不如此要求。我認為現代人都在吃壞油，如果是好油，多吃其實無妨。至於要不要少鹽，則是因人而異；適度的鹽對身體是有幫助的，而且許多研究證實，高血壓患者降低鹽分攝取，只有30％可獲得改善，另外70％卻沒效果，所以要不要少鹽，還有討論的空間。除非是平時吃得太鹹、經常

外食、腎臟病患者，或心肌梗塞高風險族群才需要低鹽，否則一般台灣人的居家飲食還算清淡，我並不會要求少鹽。

既然不需少鹽，那麼飲食上該注意什麼呢？很簡單，除了我在本書提到的「Dr. Chen飲食套餐」之外，只要記住五少、二多、四分原則：

1. 五少：首先是**少糖、少壞油**。壞油是指氧化油和氫化油，不僅會使血液變濃稠、導致血管堵塞，還會引起身體發炎、癌症等問題，幾乎所有慢性病和壞油都有關係。此外，**咖啡因、菸、酒，也應盡量避免**。

2. 二多：分別是**蔬果多及堅果多**。蔬果含豐富的纖維、維生素、礦物質，而堅果則富含天然好油，兩者都是極佳的食物類別，可達到疏通血管、恢復血管彈性、改善血液濃稠等目的，有效降低血壓。

3. 四分：**每一餐都要依據「食物四分法」來進食，也就是蔬菜、水果、蛋白質、澱粉各占四分之一**。肉和澱粉會產生很多酸性代謝物，使得血液變得比較濃稠，所以一定要控制攝取量，運用食物四分法，就可以避免肉和澱粉攝取過多。

妙招6 減除環境過敏原，避免血壓升高

人只要一接近過敏原與毒素，血壓就會立即升高，因此要盡量避開。早期自然醫學醫師還會根據血壓的立即反應，來偵測環境中是否有過敏原和毒素。

看到這裡，相信很多人忍不住會問：「高血壓病人都要做這

麼多嗎？」當然不是，以上是針對高血壓的可能成因所列舉的策略，而每個患者的原因可能都不相同，也可能不只有一種，擬定的策略當然不一樣。有些人可能只要排毒＋補虛，有些人可能要疏通血管、放鬆神經，有些人則要改善缺氧的問題。最好的方式，當然是找有經驗的合格自然醫學醫師，進行專業診斷。只可惜，目前只有美國和加拿大才有受過正統自然醫學院訓練的合格醫師。為了彌補這個缺憾，我盡可能透過寫書和演講，傳遞正確的自然醫學知識，希望讀者透過書中的理論與方法，可以自我分析、評估，自我嘗試，並且定期檢視療效，如果無效可再調整治療計畫。相信大部分的人，都可以據此慢慢改善健康。要降血壓，要甩掉降血壓藥物，真的不是難事！

超級比一比

高血壓對策比較一覽表

	一般醫師	Dr. Chen 自然醫學
致病原因	認為 95%為原因未明，稱之為原發性高血壓	認為高血壓一定有原因，只是原因可能複雜，並非單一因素引起
數值看法	●正常血壓 120／80mmHg ●高血壓 140／90mmHg	同主流醫學
治療方式	運用各類降血壓藥物，強制將血壓降下來	共有 6 大妙招，每個患者須依自己的狀況，彈性擬定不同的治療計畫

拆解健檢紅字④：貧血

第4章

貧血的人，就要多補鐵？

健檢項目：血液——血球檢測

CH 4-1 一定要破解的3個貧血迷思與疑問

Q1 貧血的人，就要多補鐵嗎？

皮膚白皙的小珍平時雖然容易感到疲憊，但健康狀況大致良好，只是每次月經來的時候，老是感到頭暈，她原以為這是月經的正常反應，沒想到健康檢查後竟然發現有貧血問題。她開始認真考慮，是否要買鐵劑或含鐵營養品「補一下」？

美惠從小乖巧孝順，高三那一年，因為母親得了乳癌，全家開始吃素。過去6年來，她的體力一年比一年差，最近更是常頭暈、疲倦、臉色蒼白、有手腳麻木的問題，而且稍微運動就上氣不接下氣，心臟跳得很快。到診所檢驗，發現血色素只有8mg／dL，平均血球體積較大（MCV＝110）。進一步檢查後，確定是長期吃素引起的維生素B_{12}缺乏型貧血。口服酵母型式的B群3個月之後，血色素上升至11mg／dL，症狀也全部消除。

常規的健檢項目，一定會有血紅素（Hb）檢查，只要發現數值偏低，就表示有貧血問題。很多醫生會直接建議患者多吃含鐵食物，甚至還會開鐵劑讓民眾服用。其實，這種做法並不正確，在美國是不可以的，但在台灣和中國大陸卻相當普遍。

鐵劑過量，會有嚴重後遺症

為什麼貧血不能隨便補鐵？因為造成貧血的原因有很多，不一定就是缺鐵，如果身體不缺鐵而補鐵，後續會引發嚴重的問題。比方說，有個國中生成績不好，媽媽立刻替他報名數學補習班，這明顯是不對的，因為他很可能是國文、英文或其他科目成績不好，補錯科目只是浪費時間，甚至會拖累總成績。

我用這個比喻是想告訴大家，貧血的類型有很多種，一定要搞清楚才能對症治療。如果不缺鐵卻還不斷補充，過量的鐵會刺激黏膜，造成胃潰瘍、胃出血、組織缺氧、代謝性酸中毒，最嚴重的後遺症就是肝臟損傷、腎臟衰竭，甚至鐵中毒，實驗發現，只要超過3～10公克就會致命。我在美國讀醫學院時，指導教授就一再強調，一定要確定缺鐵才能補鐵，否則就是嚴重的醫療疏失，若引起糾紛，醫師執照可能會被吊銷。

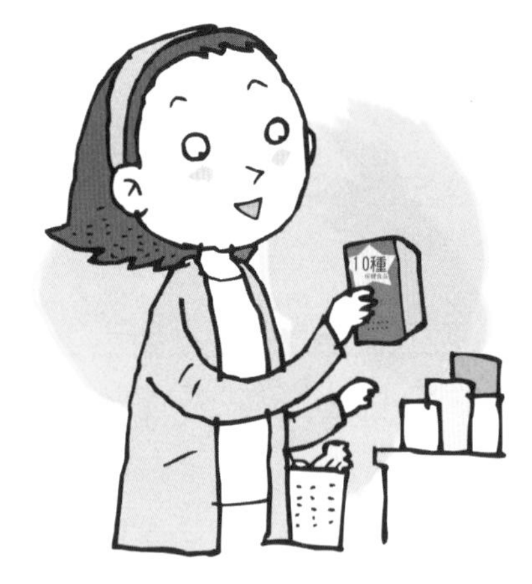

如果身體不缺鐵卻不斷補充，很容易造成肝臟損傷、腎臟衰竭

但我回台灣後，聽到很多貧血患者提起，醫師建議他們補鐵，但並未確診是哪一種貧血。這種醫療建議很值得商榷，我仔細追查後發現，因為受限於看診時間，很多醫生認為：台灣女性貧血最常見的就是缺鐵型，就先直接給予鐵劑。複診時若情況有改善，那就是缺鐵型貧血；若沒有改善，便再進一步檢驗。這種「用治療來代替診斷」的方式，並非不可以，但是這種「治療」如果可能有害，搞不好未蒙其利先受其害。

Q2 女生都會貧血，所以不必太擔心？

女性每個月的月經都會排出很多鐵質，所以常有貧血問題，很多人因此不以為意，甚至把它當成月經症候群，而輕忽了它所帶來的健康警訊。

輕度的貧血，症狀非常輕微，只在運動後會有心悸、呼吸急促、頭暈等症狀。這是因為運動時耗氧量增加，紅血球的血紅素攜帶氧氣不足，所以就必須加快心跳、呼吸急促來補足氧氣。如果是中度貧血，就連休息時也會有上述症狀。若是嚴重的貧血，臉色會非常蒼白、整天懶洋洋、常頭暈、記憶力衰退、食慾不振、軟弱無力、身體怕冷、低血壓、胸痛、暈厥，長期嚴重貧血甚至會出現心臟衰竭而死亡。

貧血的原因有很多種，除了最常見的缺鐵型貧血之外，還有維生素B_{12}缺乏型貧血、葉酸缺乏型貧血、惡性貧血、地中海型貧血、鐮刀型貧血、蠶豆症貧血、慢性出血導致的貧血、溶血型貧血，甚至肝病、腎臟病、甲狀腺低下、酗酒、自體免疫疾病、慢性感染、骨髓疾病、癌症、吃太多西藥……等等，幾乎近百種狀況都會導致貧血。

所以，貧血是一個「可大可小」的問題，當健檢發現血紅素偏低時，一定要查明真正原因，徹底治療，不可輕忽。

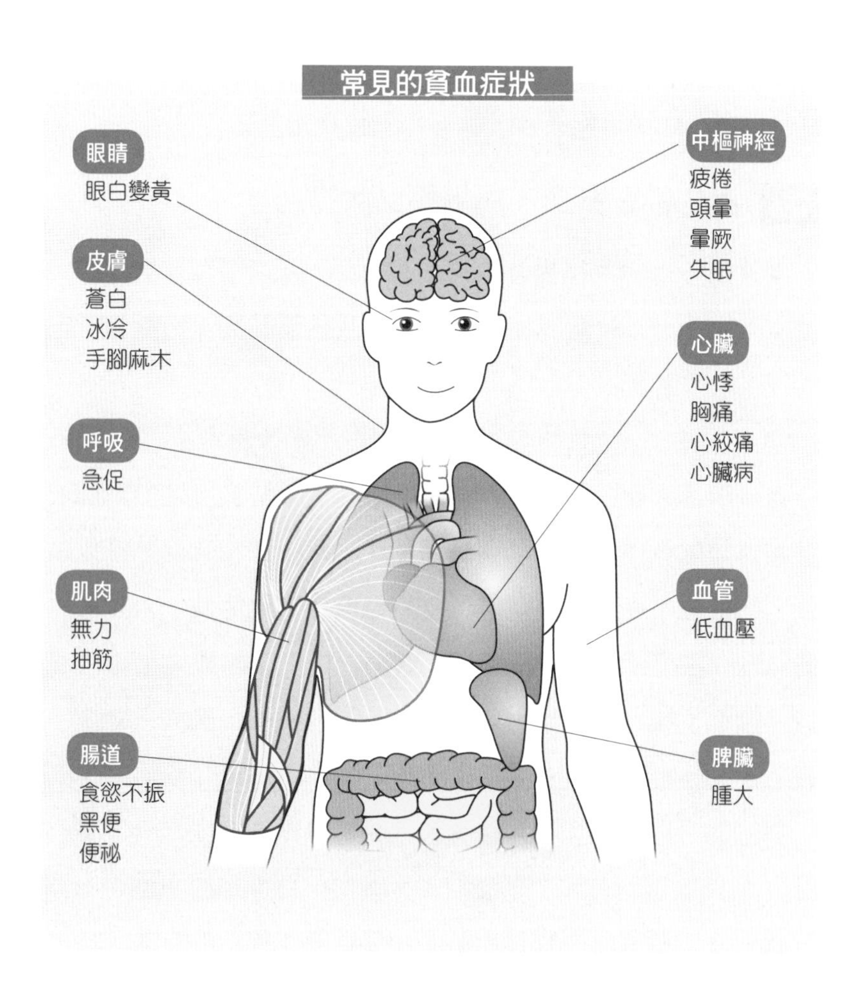

Q3 貧血百百種，我是哪一型？

血紅素（Hb）數值過低就是貧血。對此，主流醫學和自然醫學的看法差不多，通常女性血紅素＜12g／dL，男性血紅素＜13g／dL，就代表有貧血問題，應進一步檢測確診。不過在進一步檢查前，我們可先從健診報告中的MCV（平均紅血球體積），了解自己可能屬於哪一種類型的貧血。根據紅血球的大小，貧血可粗分為大球性貧血、中球性貧血、小球性貧血3大類，請見第126頁的表3-2。

透過MCV的數值，雖然可大概了解自己的貧血類型，但千萬不能「自己當醫師」，因為貧血狀況是非常複雜的。舉例來說，懷孕也可能造成葉酸和鐵的缺乏，但這與大球性的葉酸缺乏和小球性的鐵缺乏截然不同。臨床上甚至還有MCV正常，但同時患有大球性貧血和小球性貧血，因為兩者數值在平均後，MCV的數值反而變成正常。所以當健檢報告的Hb、MCV數值有異時，必須要找血液專科醫師，做進一步檢查。下頁的「貧血進階診斷樹狀圖」，是我在診斷貧血時的參考依據，有興趣的讀者也可參考。

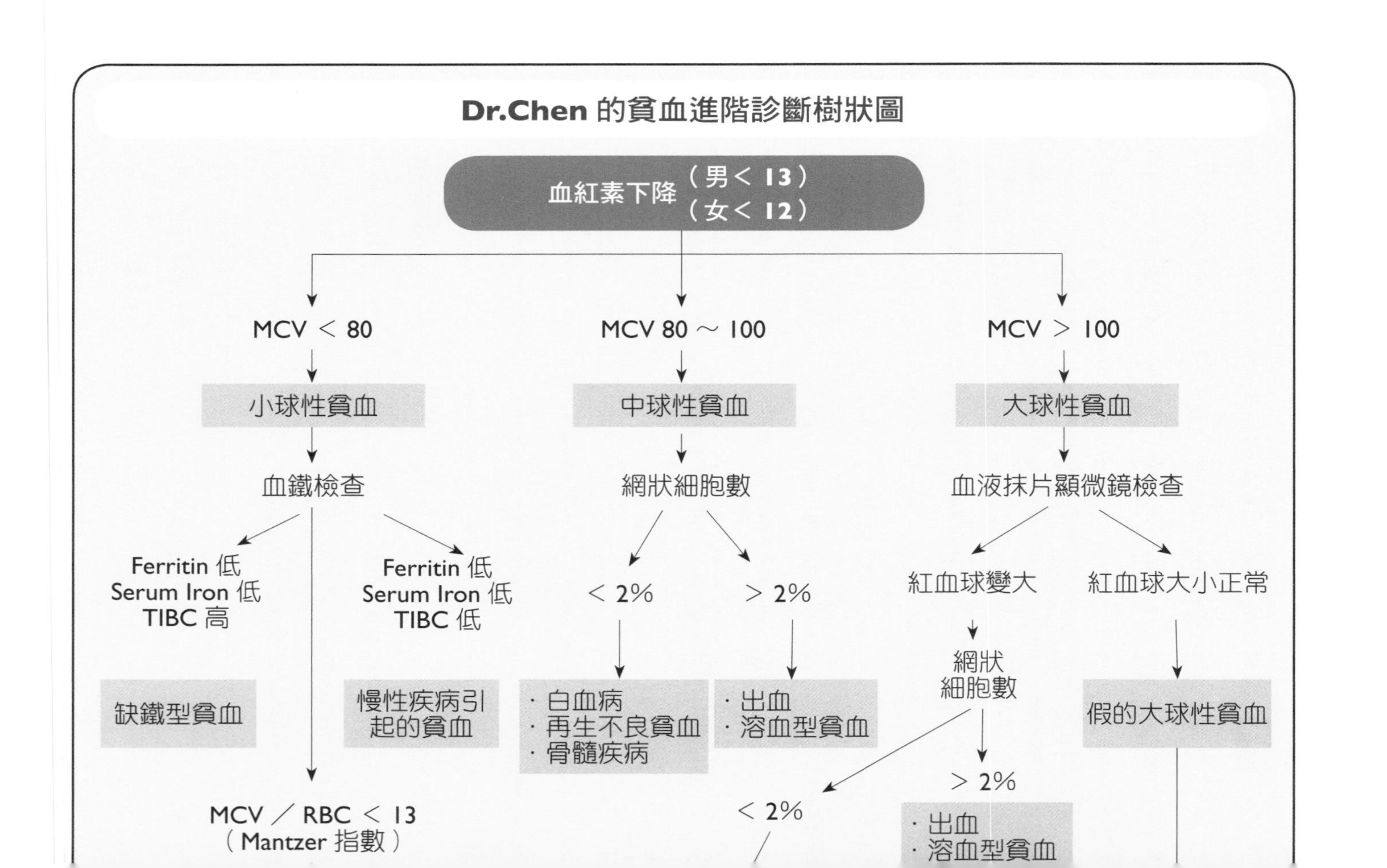

Dr.Chen 的貧血進階診斷樹狀圖
血紅素下降（男＜13）（女＜12）
MCV ＜ 80
MCV 80 ～ 100
MCV ＞ 100
小球性貧血
中球性貧血
大球性貧血
血鐵檢查
網狀細胞數
血液抹片顯微鏡檢查
Ferritin 低
Serum Iron 低
TIBC 高
Ferritin 低
Serum Iron 低
TIBC 低
＜ 2%
＞ 2%
紅血球變大
紅血球大小正常
網狀
細胞數
缺鐵型貧血
慢性疾病引
起的貧血
· 白血病
· 再生不良貧血
· 骨髓疾病
· 出血
· 溶血型貧血
假的大球性貧血
＞ 2%
＜ 2%
MCV ／ RBC ＜ 13
（Mantzer 指數）
· 出血
· 溶血型貧血

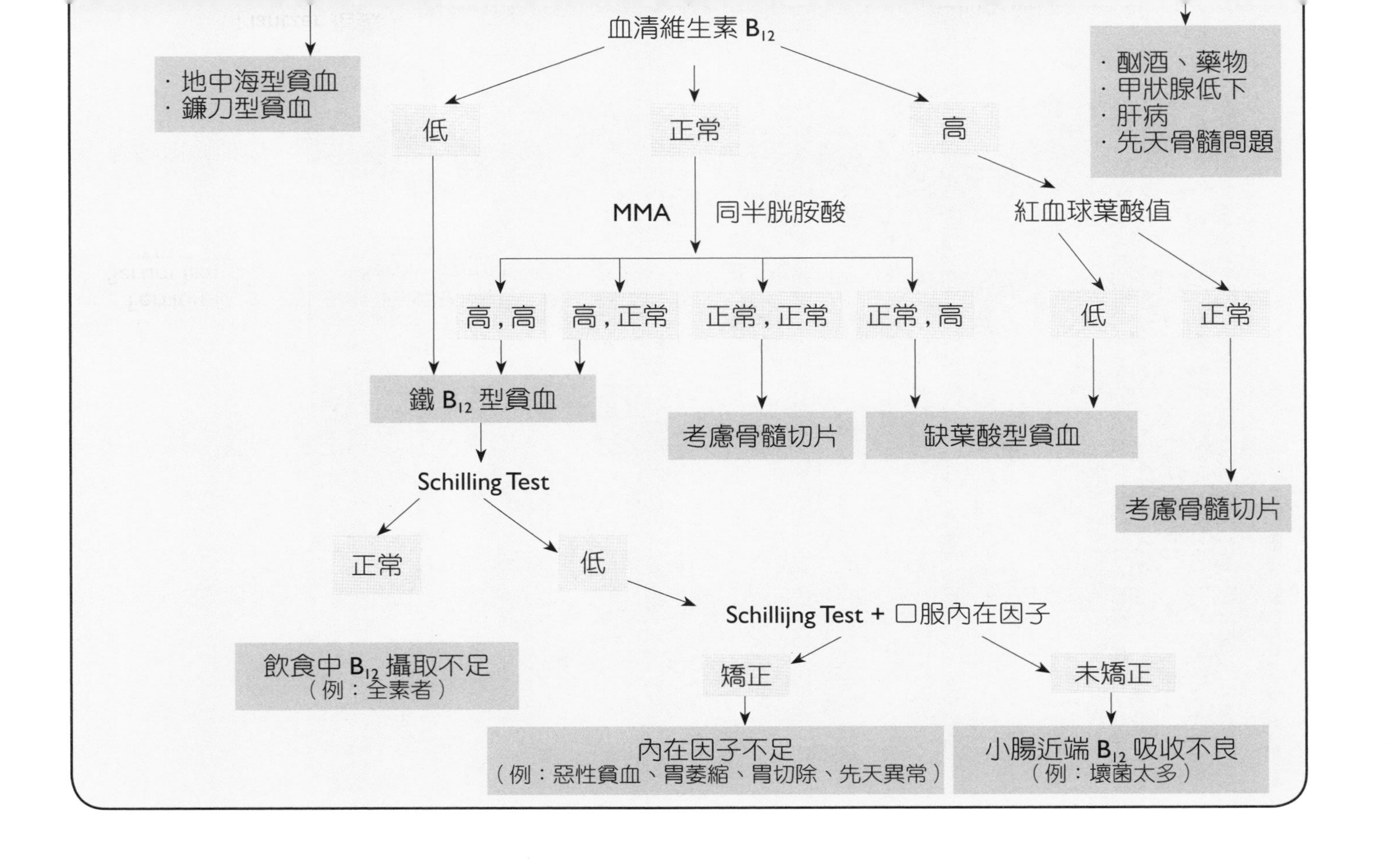

· 地中海型貧血
· 鐮刀型貧血
血清維生素 B12
· 酗酒、藥物
· 甲狀腺低下
· 肝病
· 先天骨髓問題
低
正常
高
MMA
同半胱胺酸
紅血球葉酸值
高，高
高，正常
正常，正常
正常，高
低
正常
鐵 B12 型貧血
考慮骨髓切片
缺葉酸型貧血
Schilling Test
考慮骨髓切片
正常
低
Schillijng Test + 口服內在因子
飲食中 B12 攝取不足
（例：全素者）
矯正
未矯正
內在因子不足
（例：惡性貧血、胃萎縮、胃切除、先天異常）
小腸近端 B12 吸收不良
（例：壞菌太多）

表 3-2 貧血的型態分類

MCV（平均血球體積）	貧血型態種類	說明	常見異常原因
MCV＞100	大球性貧血	紅血球比較大	1.維生素B_{12}缺乏 2.葉酸缺乏 3.甲狀腺低下 4.藥物引起的DNA合成異常 5.肝臟疾病 6.酗酒 7.癌症化療後
MCV 80～100	中球性貧血	紅血球大小正常	1.急慢性出血 2.慢性疾病造成的貧血 3.較輕微的缺鐵型貧血 4.懷孕 5.溶血性貧血 6.再生不良性貧血 7.白血病、多發性骨髓癌、骨髓纖維變性 8.肝硬化
MCV＜80	小球性貧血	紅血球比較小	1.較嚴重的缺鐵型貧血 2.慢性疾病造成的貧血 3.地中海型貧血 4.維生素B_6反應性貧血 5.鐵粒幼紅細胞性貧血 6.鉛中毒

CH 4-2 缺什麼就補什麼，5大貧血類型保健法

確定自己的貧血類型後，如果是急慢性出血、內分泌異常、肝硬化、腎臟病等疾病引起，當務之急就是趕緊治療，但若是因缺乏鐵、葉酸、維生素B_{12}等營養素引起，保健策略很簡單，就是缺什麼補什麼，方法如下：

類型1 缺鐵型貧血

近來的調查發現，**台灣女性貧血患者有70%屬於缺鐵性貧血**，症狀有時並不明顯，可能看起來臉色蒼白、疲倦、蹲下後快速起立會頭暈眼花，運動時會心悸或呼吸急促，嚴重時會出現指甲變凹、口角炎、胃炎，甚至有人會有異食症（pica），如果在孩童身上，則可能造成黏膜脆弱、生長遲緩等狀況，這是因為鐵不夠會導致身體某些酵素無法合成的緣故。若懷疑有缺鐵性貧血時，可做進一步檢驗，通常會ferritin（血清鐵蛋白）下降、

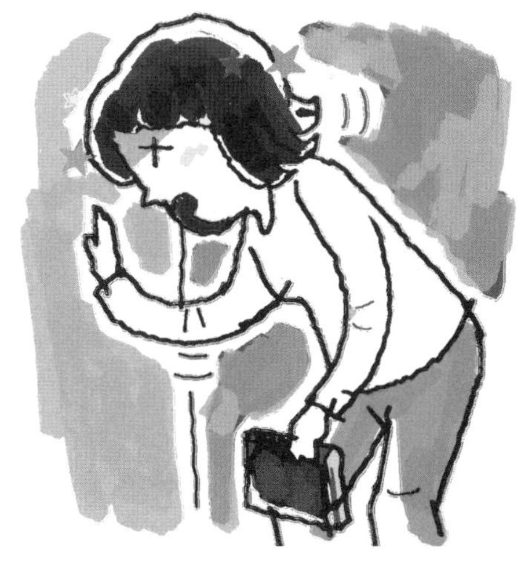

容易疲倦、頭暈、蹲下後立即起身會眼冒金星，都是貧血的症狀

serum iron（血清鐵）下降、TIBC（全鐵結合能力）上升、RDW（紅血球分布寬度）上升。

選擇高效率的鐵質來源

一般醫師治療缺鐵型貧血的方法就是給予鐵劑（通常是硫化鐵），但**鐵劑容易引起胃痛、噁心、便祕等副作用**，一旦有這些不適症狀，就會改用鐵劑注射。因為一般鐵劑必須先在胃裡離子化，而鐵離子對於胃腸有很大的刺激性，並且吸收相當不好。在我的美國診所裡，我不使用硫化鐵，而是用胺基酸螯合鐵或是酵母鐵來替代，因為它們不需離子化，而且容易吸收，沒有副作用，病人滿意度非常高。（關於胺基酸螯合和酵母型式礦物質的優點與特色，請見第205～208頁）。酵母鐵，是我最推薦的鐵質補充方式，不但吸收率最高，而且相當可口，可打開膠囊把粉末倒入口中，慢慢隨唾液溶解吸收。

至於食物方面，**動物的肝臟和紅肉是最佳的鐵質來源，最容易被人體吸收，大約可達20～30%，至於植物裡的鐵則不易被吸收，最多只能吸收3～5%**。小時候常看的卡通影片「大力水手」，卜派一吃菠菜就會變得很強壯，雖然卡通的用意是要鼓勵小孩子多吃蔬菜，但在科學上是錯誤的，因為菠菜的含鐵量在蔬菜中不算最多（根據衛福部網站，每100公克菠菜含鐵量2.1毫克，一般人認為很補血的紅鳳菜也只有4.1毫克，最補血的蔬菜是紅莧菜12毫克），更重要的是，蔬菜裡面的鐵必須經離子化才能被人體吸收，肉類和內臟的鐵則不必經過離子化，是以血基質鐵（heme iron）的型式直接進入腸壁細胞，結構上像極了胺基酸螯合鐵（請見第207～208頁）。

從這裡，我們可以得知，**螯合鐵、酵母鐵、紅肉裡面的鐵，其實是屬於同一種高效率的吸收方式，至於鐵劑和蔬菜的鐵則屬於低效率的離子化吸收方式。**

吃全素5年以上的人，我強烈建議每年都要抽血，檢驗血中鐵質和維生素B_{12}的濃度，因為這兩種營養素在蔬菜中，一個是吸收率低、一個是完全不存在。必須定期檢驗並適量補充，否則極可能會有缺鐵型和缺B_{12}型的貧血。

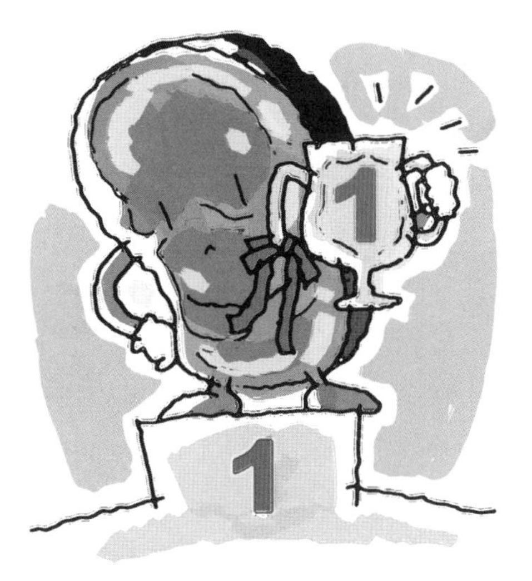

動物的肝臟和紅肉是最佳的鐵質來源，最容易被人體吸收

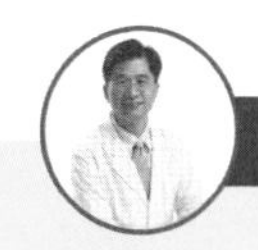

陳博士小講堂

怎麼補鐵最有效？

講到鐵，還有一個營養素很重要，不得不提，那就是維生素 C。**維生素 C 可幫助鐵的吸收**，如果在餐中搭配一些酸性的水果，例如柳橙、芭樂、檸檬汁，或是同時補充維生素 C 營養品，就可以增加鐵質的吸收率。

還有一件事要提醒，**茶葉的單寧酸會和腸胃裡的鐵離子結合，影響鐵質吸收**，所以，吃全素又愛喝茶，可能會加速缺鐵型貧血的形成。我一直推薦冷泡茶，少喝熱泡茶，就是因為冷泡方式比較不會溶出茶葉中的單寧酸和咖啡因，可以避免單寧酸刺激腸胃與妨礙鐵質吸收，也可以避免咖啡因過度興奮。

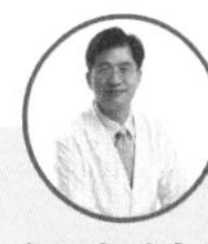

陳博士小講堂

異食症可能與缺鐵型貧血有關

所謂的異食症（pica），是因為身體缺鐵或其他礦物質，導致口感產生變化，因而非常渴望吃到某些具有特殊味道或質感的「怪異食物」，但這些怪異食物通常不是「食物」，而是一些令人百思不解的「非食物」，例如泥巴、黏土、沙子、粉筆、冰塊。

一個人之所以突然想吃某種食物，通常有他的原因，比方說：缺乏維生素 C 時想吃酸的東西（例如發炎或感染時）；

腎上腺疲乏時（例如壓力大時）喜歡吃鹹的；或是女性在懷孕時，會受胎兒的影響而突然渴望吃某些以前不喜歡吃的東西，但生產過後，這種渴望就消失。我的臨床經驗發現，婦女每一次懷孕，會因為不同胎兒的需求或喜好，而渴望不同的食物。

從這個角度來理解異食症，我們可以合理推論異食症患者是因為身體急缺某種礦物質，或者受重金屬的干擾而缺乏某種礦物質，或者大腦神經的不平衡，因而會不自主地想吃某些特殊物質，而這些物質通常都含有大量的礦物質。

目前主流醫學將異食症歸納在精神科疾病，但我認為，治療異食症應以礦物質缺乏和重金屬過多的方向來思考，首先當然就是要檢查是否有缺鐵性貧血了。

類型2 葉酸缺乏型貧血

因葉酸缺乏而導致貧血的情況也不少，可能原因包含飲食中葉酸攝取不足、懷孕、哺乳、月經大量血崩，或是因藥物、肝硬化、胃潰瘍、乳糜瀉（celiac disease, 一種白人常見疾病，小腸對麥麩有嚴重過敏）、腫瘤等疾病引起。常見症狀與缺鐵性貧血相似，改善方式也很簡單，就是補充葉酸。**葉酸含量豐富的常見食物有深綠色蔬菜、麥麩、全麥、啤酒酵母、肝臟等，然而由於葉酸怕熱，這些食物一旦經過烹煮，葉酸也破壞殆盡，**因此在臨床上，建議從營養品額外補充，通常我會建議直接補充酵母型式的B群，B群裡面含葉酸，而其他的維生素B也都很重要，即使攝取過多，也沒有毒性，可從尿液中排出，很安全又有效。

此外，**補充葉酸要同時補充維生素C**，因為葉酸必須轉換成亞葉酸（folinic acid）才能被身體使用，這個轉換過程需要維生素C，所以光補葉酸不夠，還必須補充維生素C才行。

類型3　維生素B_{12}缺乏型貧血

維生素B_{12}缺乏原因有幾種：首先是飲食中維生素B_{12}攝取不足，**因為維生素B_{12}的主要來源為肉類，所以吃全素的人很容易缺乏**。其次是自體免疫疾病，因為維生素B_{12}需要有胃的壁細胞（parietal cell）所分泌的內在因子（intrinsic factor）才能被吸收，然而有些自體免疫疾病會攻擊自身的內在因子，進而導致維生素B_{12}吸收不良。此外，還有胃酸缺乏、寄生蟲、腸胃疾病（如克隆氏症、腸躁症、乳糜瀉）也都會導致維生素B_{12}吸收不良。

針對維生素B_{12}缺乏，一般是透過口服補充B_{12}，若吸收不佳，則改用打針。但我發現酵母型式的B群就有很好的效果。在食物方面，建議多吃含維生素B_{12}的食物，例如肉

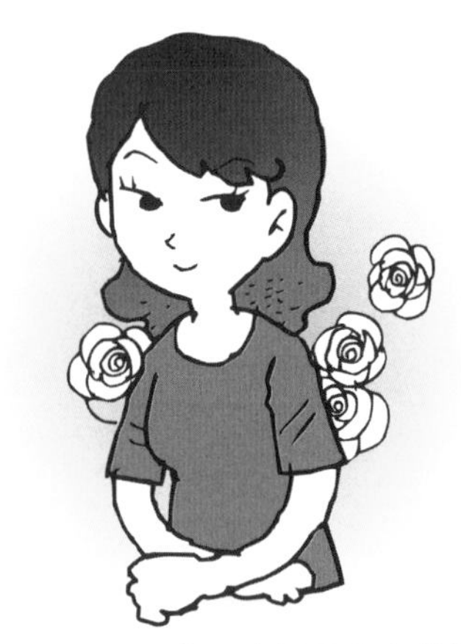

缺什麼就補什麼，才是貧血患者的保健之道

類、酵母、藍藻等。不過，若是由疾病所引起，必須同時治療疾病，否則無法根治。

類型4 維生素B_6缺乏型貧血

維生素B_6的缺乏原因較複雜也較嚴重，通常是疾病或遺傳引起，且因為維生素B_6缺乏會導致身體中的鐵無法被置入血紅素，只能儲存在不成熟的粒腺體中，造成鐵的堆積，進而引發「鐵粒幼紅血球性貧血」，這種情況相當嚴重，因此除了補充維生素B_6，一定要找出病因積極治療。

類型5 地中海型貧血 & 鐮刀型貧血

地中海型和鐮刀型貧血是一種先天的基因缺陷，造成紅血球形狀扭曲，無法攜帶氧氣。一般西醫認為不可能改善，幾乎沒有什麼特效藥，不過自然醫學卻認為，透過鋅、維生素E、硒、生物類黃酮、維生素C等營養素的補充，雖然不能治癒，卻能盡量補償紅血球功能的不足，讓既有的正常紅血球發揮最佳效能。

此外，中醫對於這兩種貧血有很好的治療效果，只要運用補血活血的中藥，例如：當歸、川芎、芍藥及生地，常用的藥方是歸脾湯和四物湯，可在既有的條件之下，提升紅血球的攜氧功能而改善貧血。對於需要四物湯而不想花時間燉煮的現代人，四物醋是一個簡便又可口的變通方法；四物醋可在冬天加熱水、夏天加冰塊，喝起來很像酸梅湯，飯後小酌，既解油膩又養生。

貧血對策比較一覽表

	一般醫師	Dr. Chen 自然醫學
數值看法	●女性 Hb < 12g／dL ●男性 Hb < 13 g／dL	和一般西醫相同
治療方式	有些醫師只要驗出血紅素過低，就建議鐵劑。我個人認為這種做法存在很大風險	應進一步檢查，確定貧血類型
衛教方式	●多吃含鐵食物 ●若確診，也建議補充缺乏的營養素	針對不同類型貧血，提供天然保健對策

拆解健檢紅字⑤：肝指數

第5章

肝指數 OK ＝肝功能 OK ？

健檢項目：血液——肝功能檢測

CH 5-1 一定要破解的3個肝病迷思與疑問

Q1 肝指數GOT（AST）、GPT（ALT）越低越好？

事業成功的張先生，雖然從年輕時就得知自己有B型肝炎，卻從來沒有追蹤檢查，50歲這年他首次安排了全身健康檢查。發現肝功能異常，進一步檢查後，竟已是肝癌第四期。

48歲的李小姐，也是從年輕就知道自己有B肝，因此每年都會到診所抽血追蹤，這些年來她的GOT（AST）、GPT（ALT）等肝指數一直忽高忽低，去年底卻降到正常值。她原以為自己的肝功能變好了，卻在今年進行超音波檢查時，發現肝臟出現腫瘤，進一步切片檢查後，確診罹患肝癌。

肝臟是沉默的器官，因為它沒有神經，不會透過疼痛發出警訊。很多人一旦檢查出肝臟有問題時，常常已是肝癌末期，所以，對於肝臟這個器官，我們要格外小心，如果曾經患有B

肝、C肝、酒精性肝炎者，每年都要詳細檢查肝功能，積極保持肝臟的健康，以免演變成肝硬化和肝癌。

一般最常做的肝功能檢查，就是大家所熟知的GOT（AST）、GPT（ALT）「肝指數」。目前各國早已將GOT和GPT分別改稱為AST和ALT，只有台灣還在沿用舊稱，但為了應因台灣讀者習慣，本書仍沿用舊稱GOT（AST）和GPT（ALT）。

GOT（AST，血清麩草酸轉胺酶）和GPT（ALT，血清麩丙酮酸轉胺酶），是肝細胞壞死時所釋出的兩種酵素，當肝細胞壞死越多，GOT（AST）與GPT（ALT）就會越高。一般的檢驗標準認為GOT（AST）、GPT（ALT）要＜40，因此只要GOT（AST）、GPT（ALT）一降下來，很多人就以為狀況好轉了，有這樣的想法是很危險的。因為，**肝指數下降，除了可能是肝細胞修護後的結果，也可能是肝細胞已壞死到差不多的警訊！**因為肝臟如果壞透了，也就沒有肝細胞能繼續破裂來釋放GOT（AST）與GPT（ALT），指數當然會降下來。所以長期肝臟發炎的人，在GOT（AST）和GPT（ALT）突然降低時要小心，此時必須參考其他判讀，如：AFP、GGT以及腹部超音波。

GOT（AST）和GPT（ALT）下降，可能是肝臟已壞死！

我在美國就曾經遇過一個真實案例：王小姐一直都有B肝的問題，肝指數居高不下，她購買朋友推薦的保肝營養品，吃了2個月以後，GOT（AST）和GPT（ALT）都有顯著下降，只有AFP上升。她的營養師聽到肝指數下降，很高興地告訴她，這表示肝臟正在逐漸恢復。事實上，GOT（AST）和GPT（ALT）下降而AFP上升，不僅代表肝臟可能已大部分壞死，還可能是肝癌的徵兆。還好她及時告訴自然醫學醫師這個消息，我們才能趕緊幫她診斷，並做及時的正確治療。

AFP（α-fetal protein，中文名為α-胎兒球蛋白）是細胞快速分裂時所釋放的一種蛋白，正常細胞比較不會分泌，只有胎兒細胞和癌症細胞才會如此快速分裂，且大量分泌，也因此AFP也可做為肝癌、肝臟發炎或其他癌症的一種指標。

從上述案例，我要慎重提醒讀者，身體有問題時，可以向護士、藥師、營養師、親友諮詢，但是「診斷還是要交給醫師」。上述案例中的營養師，雖然也是醫療相關人員，但畢竟沒有受過醫師訓練，不一定了解各種檢測與疾病之間的複雜關係，因此很容易誤判。診斷是相當專業的工作，交給沒有受過醫師訓練的人，是很冒險的，一旦誤判，很可能錯過治療的黃金期。

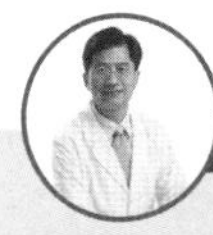

陳博士小講堂

常見的 5 種肝病類型

台灣罹患 B 型肝炎的人很多，因此一提到肝病，大多數人就會想到 B 肝。事實上，常見的肝炎不只 B 肝一種，光從致病因素就可分成 5 大類型：

❶**病毒**：因病毒攻擊肝臟所引起的病毒性肝炎，如 A 型、B 型、C 型肝炎等。

❷酒精：酒精會傷害肝臟，若喝太多就會造成酒精性肝炎。

❸自體免疫：自身的免疫系統攻擊自己的肝臟，這種肝炎是一種自體免疫疾病，近年來的發生率有逐漸攀升的跡象。

❹藥物：「是藥三分毒」，大部分的西藥，甚至有些中藥都有肝腎毒性。當然，這種毒並不像戴奧辛或多氯聯苯那麼嚴重，但長期服用仍會造成肝腎功能受損。

❺脂肪肝：顧名思義就是脂肪囤積在肝臟裡，造成肝臟發炎，嚴重時會演變成肝硬化；不過，脂肪肝是可以逆轉的，這部分將於第 6 章中詳細說明。

常見的五種肝病類型

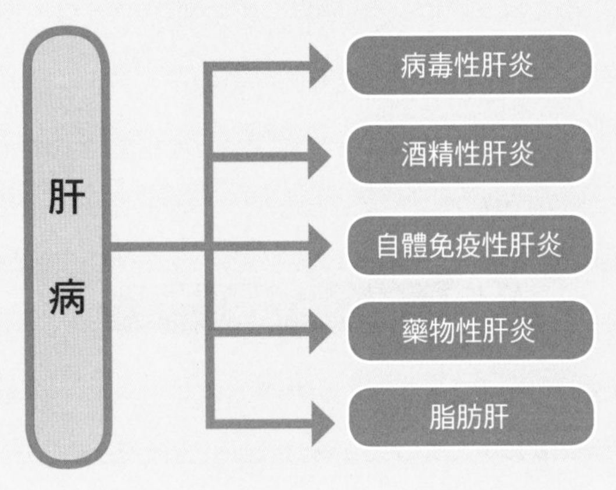

Q2 為什麼GOT（AST）超標，而GPT（ALT）卻正常？

GOT（AST）與GPT（ALT）是肝細胞壞死時，細胞破裂所釋出的酵素，那麼，為什麼健檢報告會出現一個正常、而另一個超標？原因很簡單，因為GOT（AST）不僅存在於肝臟，也存在於其他部位，例如肌肉、心臟；而GPT（ALT）則只存在於肝臟中。因此，如果是GOT（AST）超標，除了肝臟，也可能是肌肉、心臟等其他部位在發炎；但如果是GPT（ALT）升高，則十之八九是肝臟出問題。換句話說，如果是肝臟問題，GPT（ALT）會比GOT（AST）更敏感。

此外，一般認為，GOT（AST）、GPT（ALT）的數值＜40就算正常，但除了數值，其實還要注意兩者之間的比值：

GOT（AST）：GPT（ALT）＞2：1，可能是酒精性肝炎或肝癌轉移。

GOT（AST）：GPT（ALT）＜1：1，可能是病毒性肝炎、急性肝損害或是膽管堵塞。

值得一提的是：2013年3月，我在一場加州的醫學會議中，聽到有專家建議將GPT（ALT）的標準下修，正常值訂為男性＜30、女性＜20。這個修正雖然尚未實施，但仍值得參考。

Q3 為什麼華人特別容易得肝病？

根據統計，華人的肝很容易出問題，不管是在台灣、香港、中國大陸，肝炎的比率很高，肝病幾乎等於國病；即使接觸到同樣的肝炎病毒，華人的罹患率和死亡率也比白人高。為什麼會這樣？根據我的觀察，我認為主要有4大因素：

1. 吃太多黃麴毒素：2013下半年爆發的假油事件，讓很多人恍然大悟，原來花生油裡根本沒花生（芝麻油裡面也沒芝麻）。但即使是如假包換的花生油，也未必讓人安心，因為就算是100%的花生油，也很可能存在黃麴毒素的問題。

台灣和中國大陸東南沿海氣候潮濕，花生很容易發霉，不僅在常溫儲存時會滋生黃麴毒素，有時因農田排水不良，甚至在採收前就已經發霉。發霉花生所產生的黃麴毒素，會直接毒殺我們的肝細胞。不只是花生，其他五穀雜糧，像是芝麻、黃豆、稻米、小麥、紅豆、綠豆等等，在溫暖潮濕的倉庫裡，統統有可能會發霉。肝細胞長年受到黃麴毒素的侵害，若再遇到肝炎病毒，就比較難以招架。

2. **拚酒文化盛行**：華人很喜歡「拚酒」，不僅啤酒一罐一罐的灌，連高粱、威士忌等烈酒也是一杯一杯的乾。很多人不曉得，身體可負擔的酒精量是很小的，1天喝一小杯啤酒（約240cc），酒精還可從小腸代謝，超過的量就必須由肝臟代謝，此時就會耗損肝臟資源、造成肝臟額外負擔。

華人罹患肝病的 4 大因素

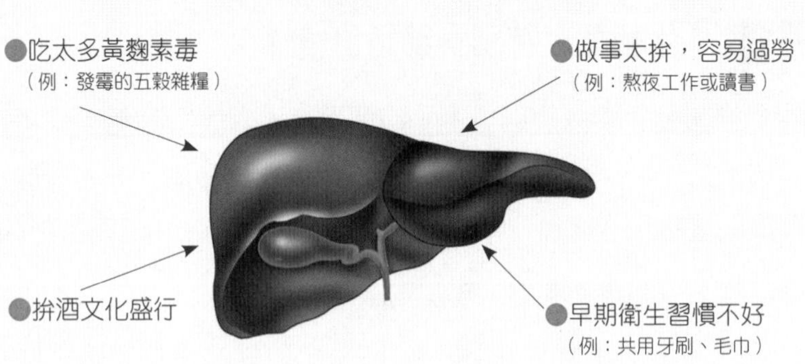

●吃太多黃麴素毒
（例：發霉的五穀雜糧）
●做事太拚，容易過勞
（例：熬夜工作或讀書）
●拚酒文化盛行
●早期衛生習慣不好
（例：共用牙刷、毛巾）

3. **做事太拚，容易過勞**：人體需要足夠的休息，晚上11點～凌晨3點，是肝臟最旺盛的解毒時間，這時一定要處在平躺狀態，才能讓肝臟發揮最大效果。然而，從華人的生活型態來看，很多人此時卻還在熬夜讀書工作。雖然勤勞是美德，但是卻可能因太過操勞而傷肝。
4. **早期衛生習慣不好**：早期華人的衛生習慣不好，是造成病毒性肝炎蔓延的主因，例如A型肝炎是透過飲食傳染，而B型肝炎則是因共用針頭、反覆使用未消毒的口溫計、成年人咀嚼食物餵食孩子、共用牙刷、共用毛巾等不良生活習慣所傳染。如今，上述情形已有很大改善，但還是要提醒大家，台灣至少有 300萬的B肝帶原者，而B肝病毒只要一點點就可以感染，且病毒在體外超過24小時還能存活，所以要特別注意。B肝病毒是透過體液或血液感染，一定要避免病毒透過皮膚傷口或破損的黏膜而感染。

CH 5-2 不可不知的 4 個保肝重點

重點1 肝指數OK≠肝OK，了解肝臟要「有一套」

前文提到，肝指數GOT（AST）與GPT（ALT）降低不一定表示健康，還需參考其他檢測判讀，如AFP、GGT和腹部超音波，這些檢測具有什麼意義？讓我們來一一了解。

1.AFP（α-fetal protein），α-胎兒蛋白

AFP是細胞快速繁殖時所釋放的一種蛋白，常被視為肝癌的指標。不過，正常細胞也會分泌AFP，只是不會太多，正常值應＜ 20，一旦＞20就要小心，若突然飆到400以上，95％的機率都是肝癌。

值得注意的是，約有三分之一的初期肝癌病人，他們的AFP、GOT（AST）和GPT（ALT）都在正常值內，因為有些初期的肝癌細胞雖然一直在增長，但肝細胞並不會壞死，所以數值正常。但如果AFP的數值逐漸升高，就一定有問題，尤其是快速增高時：例如AFP一開始只有5，1個月後增加至10，再隔月又增至20，這時AFP數值看似不高，卻在短短1、2個月快速攀升，就表示有細胞在快速增加中。這種狀況一定要特別留意。

表 5-1 肝膽疾病初步區分表

	膽道疾病	肝細胞疾病	輕微膽道阻塞	吉伯特氏症候群
GOT（AST）	正常或微升	非常高	正常或微升	正常
GPT（ALT）	正常或微升	很高	正常或微升	正常
ALP	非常高	正常或微升	升高	正常
GGT	非常高	正常或微升	正常或微升	正常

說明：吉伯特氏症候群是一種遺傳性疾病，膽紅素（unconjugated bilirubin）異常升高，外觀常有黃疸，但其他肝功能一切正常，所以黃疸和膽紅素也是重要參考指標。這種疾病占歐美人口總數8％以上，算是相當普遍，病因是由於UGT1A1這種特殊酵素活動下降所引起。患者日常生活無大礙，但長時間飢餓與運動就會使膽紅素升高，所以隔夜空腹抽血時，指數就會異常，餓越久指數上升越高。此外，手術、發燒、感染、過度勞累、飲酒等，以及壓力環境也會使指數上升。

2. GGT（γ-GT），丙麩胺轉肽酶

GGT是一個常被忽視的指標，但它非常重要，因為GGT不是廣泛型的酵素，僅存在肝臟跟膽管裡，當肝臟或膽管受到破壞時才會釋放，所以對肝膽問題很敏銳，尤其是喝酒所引起的；如果GGT升高再加上GOT（AST）：GPT（ALT）＞2：1，很可能就是酒精性肝炎。

3. ALP，鹼性磷酸酶

ALP主要由肝臟、骨骼、胎盤所製造，再由肝臟排到膽汁中。當膽汁排除的管道有障礙時，膽汁會回流至血液中，造成ALP上升，所以ALP常被視為膽道阻塞指標。

4. 腹部超音波

上述檢驗皆為抽血檢驗，但腹部超音波是透過偵測器直接看到肝臟的質地及表面，以了解是否有發炎、腫塊，可協助判斷抽血指數所代表的意義。

重點2 不喝飲料、手搖杯，避免「果糖」毒害！

「XX果糖，是好糖！」還記得2、30年前這個果糖廣告嗎？因蔗糖和葡萄糖會導致血糖快速升高，大家便以為果糖比較健康，甚至建議糖尿病患者用果糖代替蔗糖。這是非常嚴重的錯誤，因為果糖比蔗糖或葡萄糖更糟糕！

一般的葡萄糖進入人體後，可在任何細胞內「糖解」產生能量，它是食物，不必經過肝臟解毒。但果糖就不是這麼一回事，除了精子和少數腸壁細胞可以燃燒果糖產生能量之外，果

糖不能被人體細胞糖解，而且必須進入肝臟代謝。換句話說，果糖就像酒精一樣，對身體而言都屬於毒素，必須透過肝臟解毒。所以現代科學家稱**果糖為「不會醉的酒精」，既會成癮，又會造成脂肪肝與肥胖**。說來很諷刺，果糖和酒精同樣有害身體，我們禁止未成年人喝酒，卻允許小孩喝高果糖飲料。

果糖除了會增加肝臟負擔，若囤積在腸道中，還會發酵產生毒性很強的「LPS內毒素」來破壞腸壁細胞、造成腸壁破洞，之後毒素再從腸壁破洞進入血液，最後進入肝臟。此外，如果每日攝取果糖達50公克，還會產生胰島素抗性，進而形成糖尿病，也會造成代謝症候群。而且肝臟在分解果糖時還會產生尿酸，並增加肝的氧化壓力而引發痛風。

研究發現，每日攝取60～70公克果糖，連續10周後將會導致三酸甘油酯、尿酸、GGT和血壓升高、內臟脂肪增加、末梢血管糖化、組織中脂肪的氧化增加、肝臟發炎以及肝細胞壞死等症狀。

披著甜蜜外衣的毒藥

光是喝飲料，就會喝出這麼多問題，當然必須忌口。不過，這並不容易。很多人自以為沒吃果糖，殊不知果糖早已全面入侵我們的生活，全球皆是如此。因為果糖甜度高，是蔗糖的1.73倍；加上果糖具有獨特的風味、價格又便宜，早就成為許多食品的甜味劑首選。從可樂、沙士、果汁到茶飲等各式飲料，甚至是布丁、蛋糕、冰淇淋等甜點，幾乎全都淪陷，就連現沖手搖的飲料店，大部分也都使用高果糖糖漿。

魔鬼總是以美麗的外貌出現，果糖兼具又香又甜又好喝又便宜的優點，是不折不扣的隱形殺手。我要特別提醒各位父母，不要讓小孩喝太多果糖飲料，因為現代食品已經有很多添加劑，加上農藥化肥、環境污染，肝臟早就疲於奔命忙著解毒，若再大量吃果糖，就會更加傷肝，況且果糖還會衍生一大堆問題。為了健康，市售飲料還是少碰為妙吧！

表 5-2 果糖攝取量所造成的影響

果糖攝取量	對身體造成的影響
每天食用 50 公克	產生胰島素抗性
每天食用 60 ～ 70 公克，連續 10 周	●三酸甘油酯、尿酸及 GGT 皆上升 ●肝臟發炎、內臟脂肪增加、血壓升高，組織中脂肪的氧化增加、末梢血管糖化，肝臟逐漸壞死

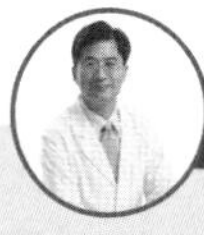

陳博士小講堂

想吃甜？你可以有較好的選擇

天然水果中的果糖，對身體的負擔不大，因為水果富含膳食纖維、各種維生素、礦物質、植物營養素等，可以制衡和抵銷果糖的副作用，而且水果中的天然果糖濃度，還是遠低於人造果糖。

目前市售果糖大都是以玉米澱粉等製成，成分通常會標示為高果糖糖漿。另外，超市熱賣的玉米糖漿，以及有機店販售的仙人掌糖漿，也都是果糖，消費者常誤以為這些是好糖，其實不然。

與其用果糖，不如使用傳統的糖，例如蔗糖（砂糖、冰糖）、黑糖、糖蜜、蜂蜜等，通常越粗糙越原始的糖，所含的礦物質與維生素越多，越沒有害處。而糖尿病患者以及怕胖的人則可以用優質代糖，例如木糖醇、木寡糖、果寡糖、異麥牙寡糖、甜菊萃取等，但要避免阿斯巴甜、糖精、蔗糖素等不好的代糖。

不過，即使是蔗糖或蜂蜜，也不可以放縱地吃，因為蔗糖在體內會分解成葡萄糖和果糖；很多人以為自己不愛吃糖，事實上吃下的糖，遠比自己所知的還要多。例如，1罐355cc的可樂就有十顆方糖；2013年夏天，全台刮起一股「黃金比例翡翠檸檬茶」熱潮，但是宣稱使用天然原料的黃金

你知道自己每天吃下多少糖嗎？

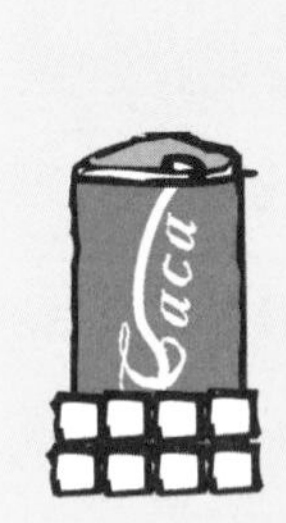

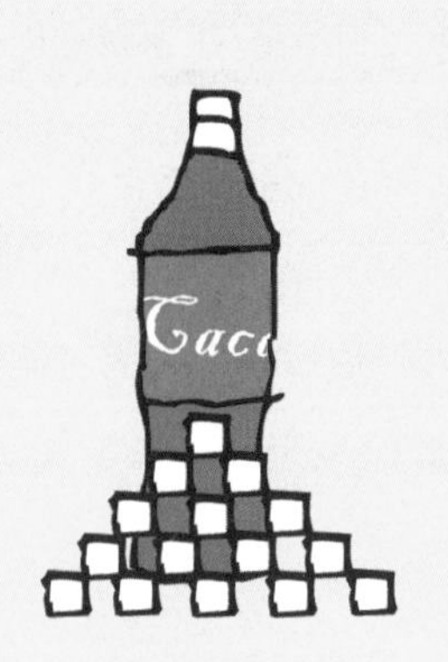

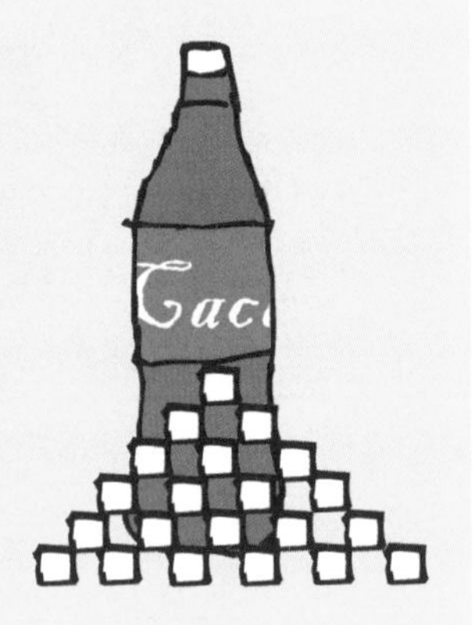

飲料的含糖量極高，常喝不利健康！

比例卻很不健康，1杯「翡翠檸檬茶」竟含有15顆方糖，而且只有少數店家是以純蔗糖調製，過半數店家都是使用轉化糖漿或混合果糖。

為了健康就要少吃糖，果糖更是碰不得。最簡單的方式，就是戒除飲料，改喝抗氧化水。

重點3 草本排毒配方，讓病毒不作怪

患有病毒性肝炎、酒精性肝炎、自體免疫肝炎，或是膽囊切除的人，除了配合醫囑之外，還必須一輩子積極保護肝臟，以免衍生肝硬化或肝癌等嚴重併發症。到底該怎麼做呢？我在美國診所會使用一種草本排毒配方，裡面有4種美國與印度草藥，分別是奶薊子、薑黃、朝鮮薊及胡黃蓮，可以保護肝臟，讓病毒不作怪、肝細胞不發炎；這些都是很溫和的天然草藥，長期服用也不必擔心副作用。

如果沒有明顯肝病，只是肝指數略微上升，或是體內毒素偏多，就不需用這4種草藥，只要用「超級排毒配方」即可。這個配方裡含有維生素A、B群、C、D、E、鈣、鎂、鋅、硒、鉻、奶薊子、薑黃、肌醇、綠茶、硫辛酸等34種可幫助肝臟代謝的營養素與草藥，可以活化肝臟解毒功能。

患有肝病的人，若以草本排毒配方加上超級排毒配方，可達到更全面的效果，通常能把肝指數控制在安全範圍之內，讓肝臟處在最佳狀態。

不僅肝病的人要護肝，我也會強烈建議膽囊切除者必須積極護肝。一般醫師認為膽囊的功能只有儲存膽汁，即使切除也不會影響肝功能。但是我在臨床發現，膽囊切除後，肝通常會出問題，而且由於沒有儲備膽汁可用，會使脂肪消化不良，最常見的自我察覺症狀是油便。因此，膽囊切除者除了一輩子要使用4種草藥積極護肝，還要在脂肪攝取稍多的餐點後，補充脂肪酶營養品，以幫助食物中的脂肪消化。

陳博士聊天室

「沒用的器官」出了問題，不如除之而後快？

有些醫師認為膽囊、盲腸、扁桃腺是累贅的器官，切除後不會對人體產生太大影響，甚至認為如果不想生小孩，子宮也算是沒用的器官，所以上述器官只要一出問題就會建議切除。但是，這些器官真的是沒用、多餘的嗎？所謂「天生我材必有用」，每個器官之所以存在，一定有它的必要性。

以子宮為例，過了生育年齡的女性，子宮一旦長了肌瘤或是腫瘤，多數醫師就會建議摘除子宮。這樣真的不會有後遺症嗎？我在臨床上發現很多女性在摘除子宮後，每個月都會固定有一段時間渾身不舒服。我的解釋是，子宮對於荷爾蒙來說，屬於標靶器官，它有很多受體，負責接收黃體素、雌激素等荷爾蒙的訊號，一旦子宮切除，這些荷爾蒙便會漫無目標在血液中亂竄，引起失衡現象。

另外，扁桃腺也是一個看似沒用，但卻很重要的器官。很多小孩常患有扁桃腺炎，醫師就索性切除扁桃腺，看似一勞永逸，但卻因此埋下肺炎的禍因。因為，扁桃腺就像是在呼吸道守大門的衛兵，若把衛兵撤掉了，病毒與細菌從此就可直搗黃龍，所以切除扁桃腺後，雖然不會再有扁桃腺炎了，但一有感染，病菌卻可能直接進入肺部，造成肺炎。

盲腸也是身體的衛兵，屬於在消化道顧後門的衛兵，它位於小腸和大腸的交界，大腸的壞菌一旦侵入小腸，盲腸首先發難，就會造成盲腸炎（正確名稱是闌尾炎）。切除盲腸後，雖然不會再有盲腸炎，但卻少了一個可以發布警訊的衛兵。

所以說，沒有哪個器官是「沒用」或是「累贅」的，當它們出現問題時，就是身體在對我們發出警訊，應當好好治療，千萬不要隨意割掉。

重點4 善用抗氧化劑，活化肝功能

不論是環境中的毒素、或是飲食中的農藥、重金屬，都是以自由基的方式在破壞肝細胞，所以，如果在飲食中大量攝取新鮮有機蔬菜水果、或是補充抗氧化劑、多喝抗氧化水，都可以中和自由基，達到保護肝細胞的目的。抗氧化劑使用得當，肝炎患者可以很快恢復體力、改善症狀。

最常見的抗氧化劑不外乎維生素C和生物類黃酮，廣泛存在於未經烹煮的新鮮蔬果中，習慣把蔬菜煮得很熟，或是蔬果吃得少、常吃油炸物的人，我會建議大量補充維生素C和生物類黃酮。對於肝臟正在發炎的人，則要使用較高劑量的維生素C，例如每天6公克、9公克、12公克，甚至更高。

硫辛酸是超強的抗氧化劑，除了可以還原維生素C和維生素E之外，臨床上對於急、慢性的肝炎，有非常顯著的效果。我建議使用天然硫辛酸，而不要用人工硫辛酸。抗氧化水兼具中和自由基和沖刷代謝廢物的雙重效果，可以加強肝臟解毒和腎臟排毒的功能，但飲用量必須足夠。

超級比一比

肝指數判讀對策一覽表

	一般醫師	Dr. Chen 自然醫學
數值看法	● GOT、GPT < 40 ● AFP、GGT、ALP、腹部超音波	和一般西醫相同，但是自然醫學還有其他的檢測，例如功能性醫學肝功能檢查
治療方式	病毒型肝炎（如B肝）：給予抗病毒藥物（干擾素）	● 使用草本排毒配方或超級排毒配方，保護、活化肝臟 ● 補充抗氧化劑，例如天然硫辛酸、大量維生素 C、多喝抗氧化水
衛教方式	酒精型肝炎：戒酒	● 優質睡眠、食物四分法，用花旗參提升體力與免疫力 ● 更多衛教方式請見《發炎，並不是件壞事》、《怎麼吃，也毒不了我》

拆解健檢紅字⑥：脂肪肝

第6章

只有肥胖的人，才會有脂肪肝？

健檢項目：腹部超音波檢測

CH 6-1 一定要破解的5個脂肪肝迷思與疑問

Q1 不吃肉、不吃油，就能改善脂肪肝？

「脂肪肝！要不要緊啊？」年度員工健檢結果出爐，30歲的王先生看著自己的報告，以紅字寫著「脂肪肝」，不禁發出疑問，同時也暗自決定從今天起不吃油、不吃肉，每天還要上健身房運動2小時。

「我也有耶！怎會這樣？」一旁的吳小姐出聲回應，她感到很納悶，不明白吃素而且身材標準的自己，怎麼也會有脂肪肝？她忍不住詢問其他同事，沒想到同部門的人竟有近半數都有脂肪肝！

台語把脂肪肝形容為「肝包油」，也就是肝臟囤積了太多脂肪。脂肪肝是台灣第2常見的肝病，僅次於病毒性肝炎。根據統計，台灣每3人可能就有1人有脂肪肝，而有糖尿病及肥胖問題者，脂肪肝的盛行率更高達50～70%。此外，2013年肝病防治基金會針對9000位上班族進行肝臟健康狀況調查，發現罹患脂肪肝的比例高達43%，其中男性上班族更高達49%。

很多人聽到脂肪肝，第一個反應就是認為自己吃了太多脂肪，所以要少吃油、少吃肉，甚至進行斷食，或是每天努力運動，殊不知**錯誤的斷食（少吃）、運動，或者突然不吃肉、不吃油，可能會讓脂肪肝變得更嚴重**。之所以會如此，必須從「脂肪為何會囤積在肝臟裡」說起。

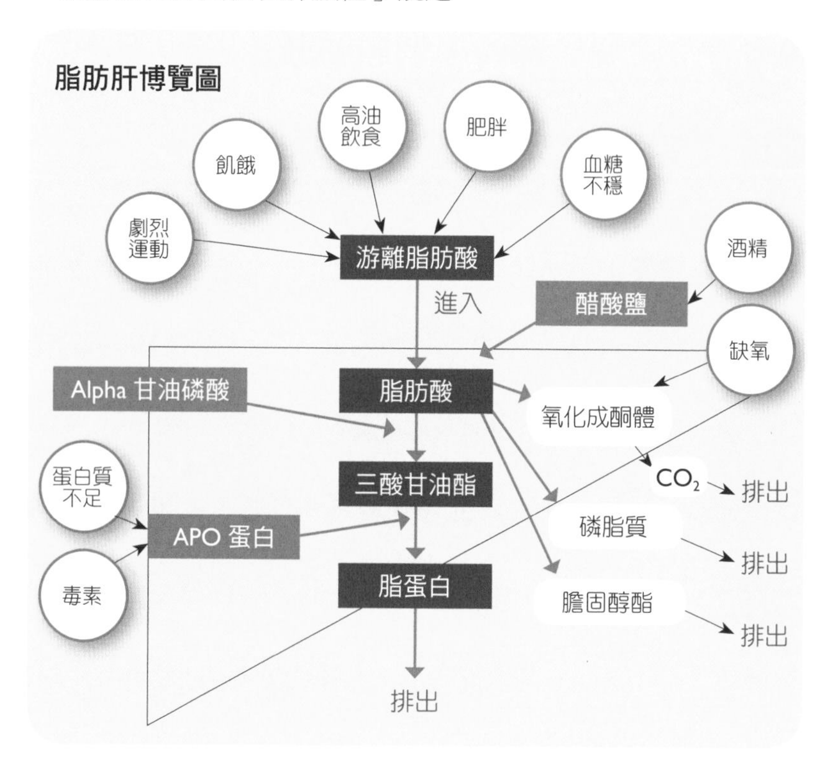

脂肪為何會囤積在肝臟裡？

為了方便讀者了解脂肪肝的來龍去脈，我特別製作了簡單的

「脂肪肝博覽圖」（見左頁圖）。從圖中可以看到，飲食中的脂肪在消化吸收後，會變成游離脂肪酸進入肝臟，然後在肝臟中轉變為脂肪酸，進而重整成三酸甘油酯、膽固醇酯、磷脂質或氧化成酮體排出（其中三酸甘油酯必須再與APO蛋白結合變成脂蛋白後才能排出）。也就是說，**脂肪進入肝臟是正常的，不過它必須有進有出，如果進入比排出多，當然就會囤積在肝臟裡**。

什麼情況會導致進去比排出多呢？首先是進入肝臟的游離脂肪酸太多，而**游離脂肪酸暴增的原因，除了一般人所熟知的高油飲食外，還有突然間劇烈運動、飢餓、血糖不穩以及肥胖等**。因為突然運動消耗太多熱量、突然沒有進食或血糖不穩定，會使身體產生危機感而設法儲存能量，導致游離脂肪酸大量進入肝臟儲存；而血糖不穩或腰腹脂肪太多（中廣型肥胖），則會促使胰島素不斷分泌，不僅會促使血糖進入細胞，同時還會刺激肝臟儲存肝醣和脂肪。此外，不吃肉會導致蛋白質不足，斷食時身體會釋放毒素，兩者都會影響APO蛋白，進而導致脂肪酸所形成的三酸甘油酯無法順利轉換成脂蛋白排出，於是只能以三酸甘油酯的型態繼續儲存在肝臟中。所以對有脂肪肝的人來說，斷食（少吃）、不吃肉和突然開始劇烈運動，反而會使脂肪肝的問題更加嚴重。

Q2 只有肥胖的人，才會有脂肪肝？

很多人以為肥胖的人才會有脂肪肝。想當然耳，肥胖的人容易有脂肪肝，但脂肪肝卻不是肥胖者的專利。許多瘦子因飲食、生活習慣、環境不佳、慢性病和藥物的關係，也會有脂肪肝。

澱粉吃太多也會有脂肪肝

首先在飲食方面，除了高油飲食和蛋白質攝取不足外，攝取過多酒精也會引起脂肪肝，因為酒精在進入人體後會變成醋酸鹽，然後於肝臟轉變成脂肪酸。調查發現，**常喝酒的人有75～95%有脂肪肝，約有20%會轉變成肝硬化**，這當中有許多人甚至沒有罹患B肝、C肝或酒精性肝炎，而是直接從脂肪肝變成肝硬化，由此可見酒精對肝臟的傷害性，是非常直接的。

此外，**愛吃澱粉食物的人也容易有脂肪肝**。大家都知道油吃太多會導致脂肪肝，卻不知道飯吃太多，三酸甘油酯一樣會升高，一樣會形成脂肪肝，因為澱粉在體內會轉換成脂肪；很多吃素的人，即使吃得並不油膩，卻還是有脂肪肝，原因就是飯麵等澱粉吃太多。如果你三餐都吃得很清爽，少油少肉也常吃蔬果，卻還是有脂肪肝，這時不妨注意一下，是否太常吃餅乾、麵包，因為它們的主要成分就是澱粉和油脂，吃多了當然很容易有脂肪肝。

環境毒素易導致脂肪肝

其次要注意生活習慣。先前已提到，飢餓和激烈運動都會啟動身體的危機因應機制，促使肝臟儲存脂肪，所以如果三餐時間不穩定、經常暴飲暴食、常為減肥而節食，或是平常不運動、一旦運動就要「挑戰極限」，也都會引起脂肪肝。

而在環境方面，如果環境中有太多毒素，肝臟每天都得努力解毒，遲早會出問題，其中之一就是脂肪肝。此外，如果經常處於缺氧狀態，像是長期在空氣不新鮮的地方工作、生活，也要小心。因為脂肪酸必須有足夠的氧才能氧化成酮體而排出肝臟（見第152頁圖），一旦缺氧，就少了一個排出管道。

至於慢性病和藥物，也會引起脂肪肝，例如糖尿病早期的胰島素抗性，會刺激肝臟大量儲存肝醣和脂肪。因此，若脂肪肝是因疾病引起，就得從治療疾病著手，從根本去改善才行。

Q3 哪些人容易有脂肪肝？

哪些人容易有脂肪肝呢？如果你有以下情況，就得特別小心。

表 6-1 脂肪肝的高風險族群

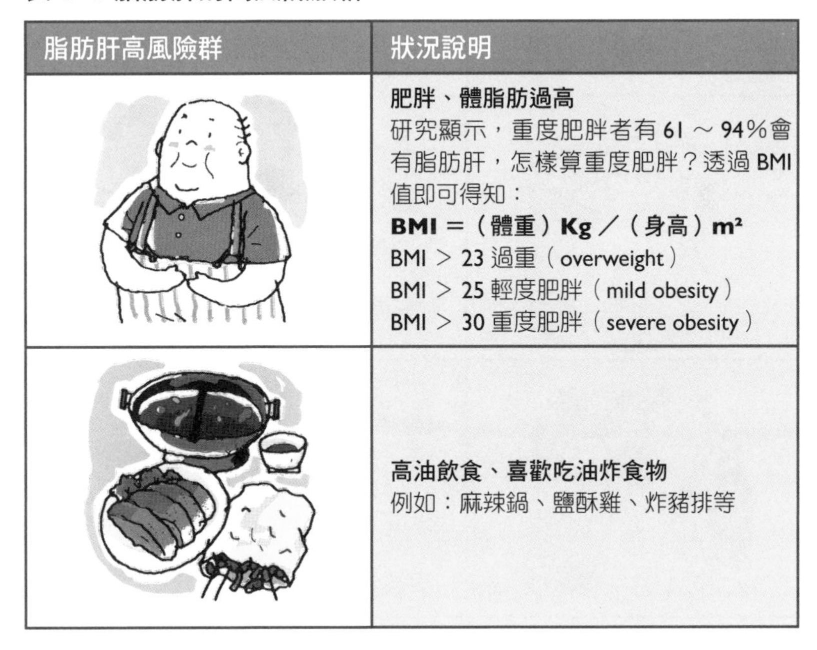

脂肪肝高風險群	狀況說明
	肥胖、體脂肪過高 研究顯示，重度肥胖者有 61 ～ 94%會有脂肪肝，怎樣算重度肥胖？透過 BMI 值即可得知： **BMI =（體重）Kg ／（身高）m^2** BMI > 23 過重（overweight） BMI > 25 輕度肥胖（mild obesity） BMI > 30 重度肥胖（severe obesity）
	高油飲食、喜歡吃油炸食物 例如：麻辣鍋、鹽酥雞、炸豬排等

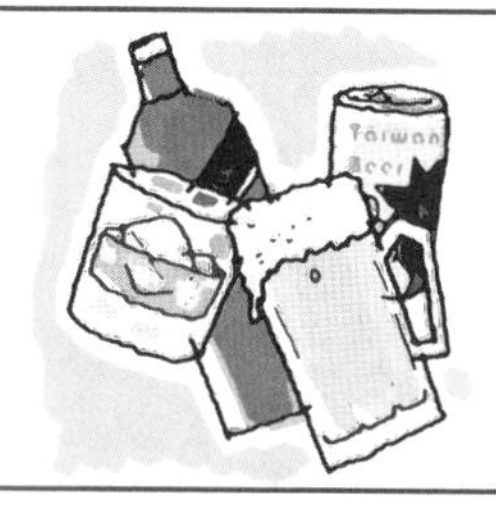	**經常喝酒** 以啤酒來說，一天不可超過 240cc，因為超出的部分必須靠肝臟來代謝。若是烈酒，就更應少量
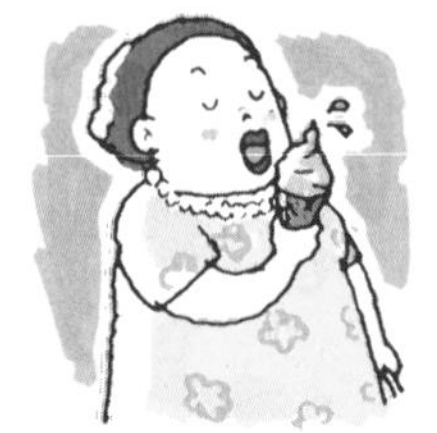	**X 症候群（代謝症候群）** 肥胖和胰島素抗性會導致脂肪肝，而代謝症候群的症狀包含肥胖和胰島素抗性
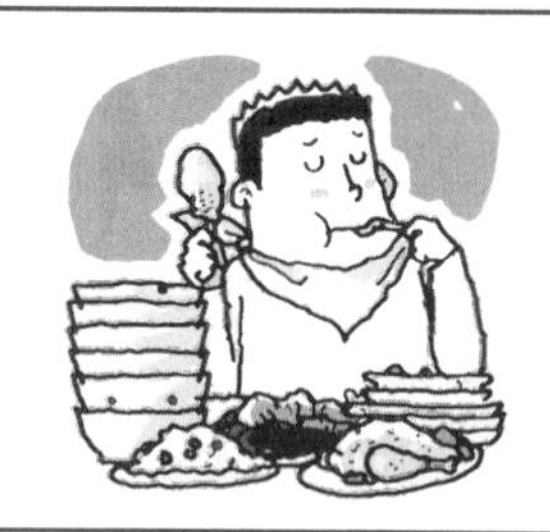	**飲食習慣不佳** 如三餐時間不穩定、經常暴飲暴食、常為減肥而節食、偏食、飲食中缺乏蛋白質
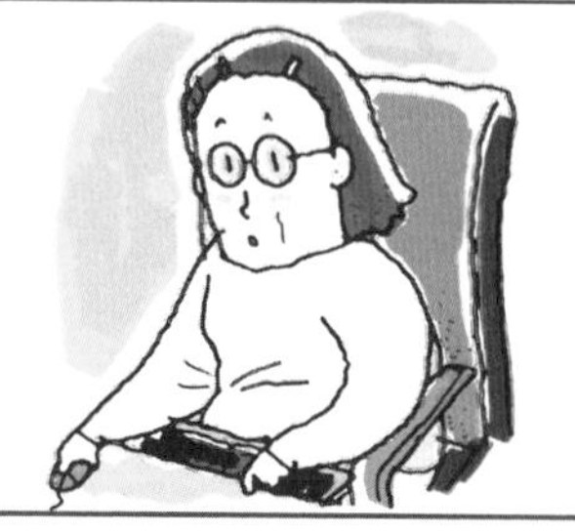	**久坐辦公室、少運動的人** 不運動的人容易有脂肪肝，而平常不運動、一運動就很激烈的人，更容易有脂肪肝
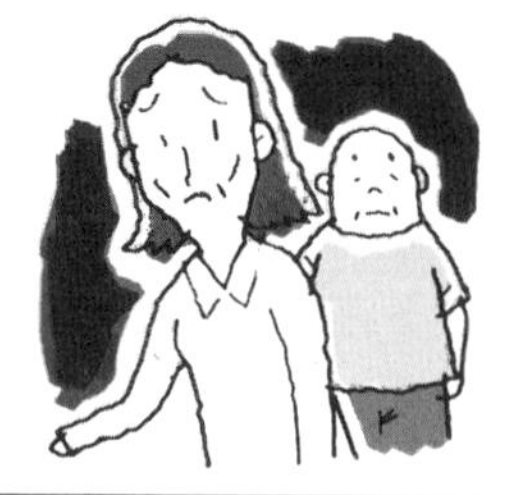	**慢性疾病** 肝炎、慢性肝病、糖尿病患者很容易有脂肪肝，尤其是糖尿病患者，罹患脂肪肝的盛行率可達 50%

Q4 脂肪肝會怎樣？

脂肪肝會變成脂肪性肝炎，最後發展成脂肪性的肝硬化。要特別提醒的是，由於脂肪在身體中會被白血球認為是外來物質而發動攻擊，所以脂肪囤積會誘發發炎反應。我在《發炎，並不是件壞事》中曾提到，發炎失控是百病之源。因此，體脂肪的控制非常重要。世界上的長壽村，幾乎沒有人是肥胖的，雖然瘦的人不一定長壽，但長壽的人一定不會胖。所以，想要健康長壽，第一個條件就是不能太胖！

Q5 脂肪肝有什麼症狀？

肝臟沒有神經，所以無論是脂肪肝還是其他肝炎，甚至肝硬化，都不會疼痛，一旦感覺有異樣，病情往往已相當嚴重；即使到了肝病晚期，會感覺到肝區隱痛，也不是肝臟在痛，而是肝臟腫大後壓迫到周遭的肋間神經或鄰近器官所引起的疼痛。

當然，即使肝病的症狀不明顯，還是有跡可循，常見症狀有：

1.**消化道不適**：如食慾不振、腹脹、一直打嗝、噁心、嘔吐等，少部分會出現脾腫大。

2.**精神狀態**：身體乏力、容易疲勞。

3.**體重減輕**。

4.**肝區不適**：如肝區隱隱疼痛。

5.**蜘蛛痣、肝掌**：所謂的蜘蛛痣，就是痣的旁邊有放射型血管，而肝掌就是手掌變黃。

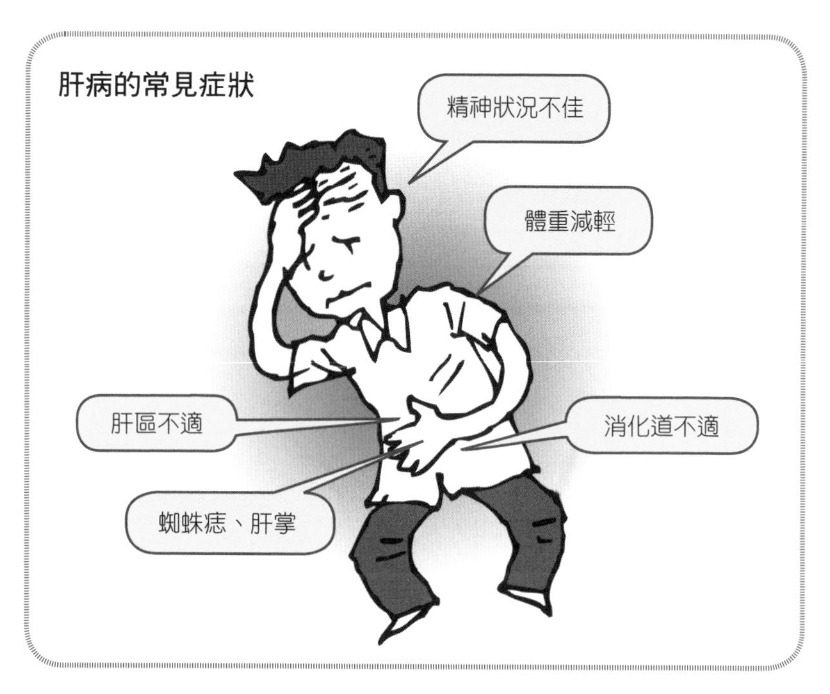
肝病的常見症狀
精神狀況不佳
體重減輕
肝區不適
消化道不適
蜘蛛痣、肝掌

不過，還是要再次提醒，無論是脂肪肝還是其他肝病，初期都是沒有症狀，最多只是偶爾感到疲累，一旦出現「有感」症狀，問題多半已相當嚴重。所以，我建議要定期做全套肝功能檢查，才能確保肝臟健康。

CH 6-2 不可不知的 3 個脂肪肝治療法

方法1 補充「疏肝因子」，幫助肝臟排出脂肪

患有脂肪肝怎麼辦？首先你得先確診，了解自己是單純的脂肪肝，還是由其他肝炎所引起？這兩者的治療方法並不相同。

如果是單純的脂肪肝，第一步得先「除去病因」，你可從「脂肪肝的高風險群」一表中（請見155～156頁），找出自己的病因，若為高油、高澱粉飲食者，得先調整飲食習慣；若是常喝酒的人，就必須戒酒。唯有從根本除去病因，才能避免脂肪繼續在肝臟囤積。

此外，我們還可以運用營養素與中草藥來助肝「排脂」，像是維生素B_6、維生素B_{12}、膽鹼、綠茶、碘、鎂、蛋氨酸、兒茶素、蒲公英根、牛蒡根等；這類成分在自然醫學裡稱為lipotropic factors，中文翻譯為「疏肝因子」。若再搭配我在第5章所提到的超級排毒配方或草本排毒配方，可活化肝臟機能；或是再補充綜合抗氧化劑，如天然硫辛酸（R-ALA）、維生素C、槲黃素、維生素E、兒茶素、乙醯半胱胺酸（NAC）等，則可促進粒腺體功能，控制發炎、防止肝細胞壞死，讓肝臟更快恢復健康。

方法2 緩和的有氧運動，促進肝脂肪消退

先前提到，劇烈運動會使脂肪肝惡化，但是不運動也一樣，所以我們必須緩和地運動，尤其是低強度、長時間的有氧運動，可有效降脂減肥、促進肝內脂肪排出，例如：騎腳踏車、健走、緩和上下樓梯、打羽毛球、跳繩、跳舞和游泳等。

脂肪肝患者可根據運動後的勞累程度和脈搏跳動數選擇適當的運動量，如果運動後有輕度疲勞感，但疲勞感會於10～20分鐘消失，不會影響食慾和睡眠，就說明運動量是合適的；若運

動後感到十分疲乏、四肢痠軟沉重、乳酸堆積、頭暈，甚至還會影響食慾與睡眠，那就表示運動太過激烈。

方法3 搭配中藥、針灸，加強肝臟消脂

中醫在脂肪肝的治療上也有相當的效果，依症狀可選用不同中藥配方與針灸穴位。中藥方面可考慮柴胡疏肝散、逍遙散、香砂六君子湯、一貫煎或桃紅四物湯；針灸則可考慮太衝、行間、腹哀、大包、章門、其門、日月等穴位。不過，如想搭配中醫調理，一定要找專業的中醫師，不可自作主張配藥服用。

脂肪肝對策比較一覽表

	一般醫師	Dr. Chen 自然醫學
確診方式	經超音波檢測確診脂肪肝，但通常不會進一步詳查病因	確診脂肪肝後，會進一步詳查病因
治療方式	目前無確定有效的脂肪肝人工藥物	●單純脂肪肝，可給予疏肝因子幫助肝臟排出脂肪，可使用超級排毒配方與草本排毒配方，或補充硫辛酸和維生素 C 等抗氧化劑 ●若是由疾病引起，則積極治療該病
衛教方式	●少吃高油食物 ●均衡飲食 ●減重 ●運動	●調整飲食、生活習慣 ●去除環境毒素 ●改善空氣品質 ●緩和的有氧運動 ●中醫調理

拆解健檢紅字⑦：尿蛋白

第 7 章

混濁尿（泡沫尿）＝蛋白尿＝腎虧？

健檢項目：尿液生化檢測

CH 7-1 一定要破解的 5 個尿蛋白迷思與疑問

Q1 有蛋白尿，就要少吃蛋白質食物？

50歲的黃太太發現自己有高血壓的症狀，因此趕緊去做了健康檢查，結果除了血壓不正常，尿蛋白檢測也出現了（+）號，醫師建議她要定期追蹤檢查腎臟狀況，同時要多吃蔬菜水果，少吃魚、肉、蛋等蛋白質食物。

55歲的李先生近來發現尿液變得混濁、有泡沫，讓他十分憂慮，擔心自己是不是「腎虧」了，但為了面子又不想就醫，就從廣播電台買了補腎中藥來吃，希望藉此改善「腎虧」問題。

看診十餘年來，很多病人告訴我，他們的尿蛋白檢測出現（+）號，也就是尿液中有蛋白質，因此醫師要他們少吃魚、肉、蛋等蛋白質食物。每當我聽到這種事情，總是搖搖頭，因為這樣的做法無疑是因噎廢食，不能解決問題。

尿蛋白檢測出現（+）號的原因很多，除了疾病之外，可能是站太久、沒睡好、太勞累等生理性因素，也可能是尿液受到分泌液、血液、膿汁、細菌污染所造成；況且，就算是由疾病引起，不同的腎臟疾病對蛋白質有不同需求，有時反而要多吃蛋白質。例如，腎病綜合症或洗腎病人，蛋白質從尿液中大量流失，對於蛋白質的攝取量反而要比正常人多，以補充流失的蛋白質，減輕水腫、增進身體的抵抗力。至於腎臟急性發炎出現氮質血症，或早期腎功能不全，則必須適度限制蛋白質的攝取，以免增加腎臟負擔、加速腎功能惡化。而慢性腎炎發展到晚期（尿毒症的階段，但尚未洗腎的患者），則必須採取高品質的低蛋白質飲食，此時蛋白質不能吃太多，但要吃高品質蛋白質。所以，為了避免蛋白尿就限制肉、蛋等蛋白質食物的做法是錯誤的、是以偏概全的，絕對不要糊里糊塗就吃錯了。**一旦驗出蛋白尿，一定要進一步弄清楚原因，再來決定是否需要減少或增加蛋白質的攝取量。**

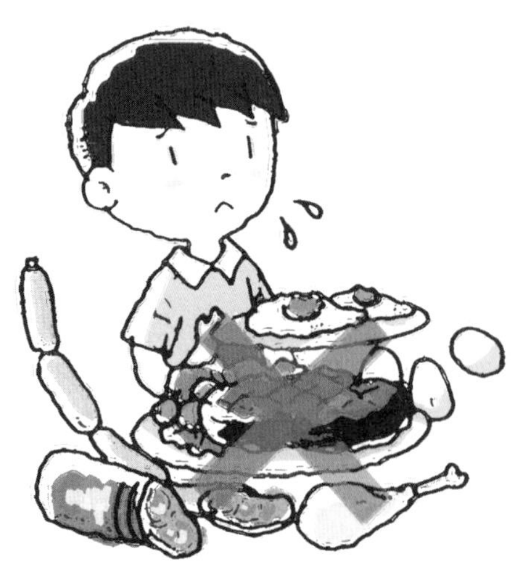

蛋白質是人體必需營養素，如果因為驗出蛋白尿就限制肉、蛋等蛋白質食物，就像小孩吃東西很容易噎到，所以不讓他吃東西一樣，是不對的

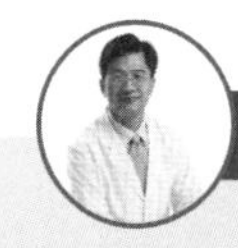

什麼是「高品質蛋白質」？

蛋白質是由胺基酸（amino acid）所組成，而高品質蛋白質就是「所含胺基酸的比例」合乎人體需求，而且容易被吸收。一般來說，動物性蛋白質比植物性來得好，因為它含有人體所需的22種必需胺基酸；植物性蛋白質的胺基酸較不完整，例如五穀中的稻米蛋白缺少離氨酸，黃豆蛋白缺少甲硫氨酸，所以吃素的人一定要同時攝取豆類和五穀類食物，才能獲取完整的胺基酸。當然，所謂的高品質還必須是沒有毒素或有害物質，因此要慎選食材，除了盡量選擇有機栽種，也要避免煎、炸等會使蛋白質變質的烹飪方式。

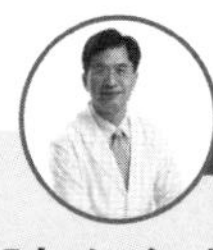

蛋白質應該吃多少？

腎臟問題有很多種，每一種對蛋白質的需求都不一樣，甚至會完全相反。那麼，到底要吃多少呢？無論健康的人或是腎病患者，都可以體重來計算每天所需的量，例如，健康的人每公斤體重需攝取0.6～0.8公克的蛋白質；若是因尿毒症而洗腎的患者，由於蛋白質大量從尿液中流失，攝取量必須增加，每公斤體重大約需1.2～1.5公克。不過，切記每一種病況的需求量可能不同，還是要請有經驗的專家給予正確的建議。

表 7-1 不同族群的蛋白質建議攝取量

族群	蛋白質建議攝取量
健康者	每公斤體重需攝取 0.6 ～ 0.8 公克的蛋白質。 例如：60 公斤的成人，每天需攝取 36 ～ 48 公克的蛋白質。
洗腎者	每公斤體重需攝取 1.2 ～ 1.5 公克的蛋白質。 例如：60 公斤的成人，每天需攝取 72 ～ 90 公克的蛋白質。

Q2 尿中有蛋白，沒什麼大不了？

錯！身體的機制應是將食物中的巨量營養素（澱粉、脂肪、蛋白質）盡量保留在身體中，而不是排出體外，就好比獵人打獵很辛苦，當獵人（身體）為了填飽肚子，好不容易抓到獵物（營養素）了，怎麼可能輕易放走？所以，**健康的人，尿液中應該只有身體不要的代謝物或毒素，而不該有蛋白質之類的營養素**，若尿中含有大量蛋白質，就代表身體可能出現問題，應立即追蹤檢查，進一步了解蛋白尿的成因。

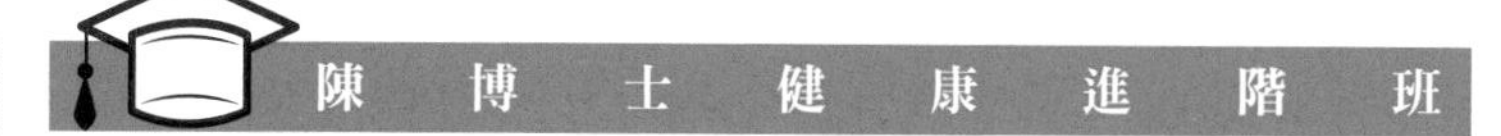

認識身體的過濾網——腎臟

腎臟負責過濾全身的血液，把有用的物質保留在血液中，而把無用的廢物或毒素從尿液中排出。人體的腎臟有 2 個，位於腰部，一左一右，但不是對稱的，而是一高一低，是人體構造的少數特例。一般成雙的器官，如眼睛、耳朵、牙齒、手腳等，都是對稱的，但為什麼腎臟會一高一低呢？這是因為人的肝臟長在右邊，會把腎臟稍微擠下去，所以右腎的位置會比較低。

腎臟的過濾機制相當重要，也非常精密，腎臟是如何達到留下菁華、排出糟糠的重要使命呢？

首先，當血液流過腎臟時，腎小球裡面的微血管密布如篩網般，管壁細胞有不同的濾孔，可把分子較大的蛋白質顆粒或血球留在微血管內，而把分子較小的物質濾到微血管外，這屬於機械屏障。另外，這些微血管壁帶有負電，而蛋白質分子也是帶負電的，所以會彼此相斥，讓

腎小球和腎小管結構圖

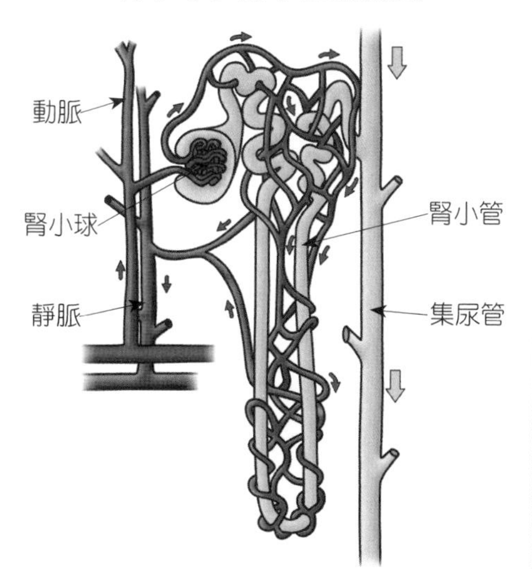

蛋白質不會穿越微血管，好比磁鐵同性相斥的原理一樣，這種設計屬於電荷屏障。人體就是這麼奧妙，依靠這兩種屏障，可以達到雙重保障，將蛋白質這種寶貴的營養素保留下來。

雖然大分子留下來了，但小分子還是會漏過去，怎麼辦呢？沒關係，不小心通過腎小球的營養素，後頭還有腎小管負責回收，只有血液中不要的物質，才會被送到尿液排出體外，整個過濾過程精密且無遺漏。然而，如果腎小球或腎小管受損，就像捕魚的魚網破了洞，無法留住魚隻，而會有「漏網之魚」。腎臟如果因為發炎或其他因素受損，自然無法達到該有的過濾效果，便會造成體內的蛋白質大量流放至尿液中，而形成蛋白尿。

表 7-2 腎臟的作用機制

<table>
<tr><td rowspan="4">腎小球</td><td rowspan="3">機械屏障
（具有孔徑）</td><td>內層：內皮層</td><td>阻擋血球，不讓血球通過腎小球</td></tr>
<tr><td>中層：肌膜層</td><td>阻擋大分子蛋白，不讓大分子蛋白流失</td></tr>
<tr><td>外層：上皮層</td><td>通過內層、中層的營養素皆會被上皮層阻擋住，不讓這些營養素隨尿液排出</td></tr>
<tr><td>電荷屏障</td><td colspan="2">過濾膜與大多數的蛋白質都帶負電，所以直徑小於過濾膜孔徑的血漿蛋白，因同性相斥的原理，無法通過腎小球屏障而被送回體內循環</td></tr>
<tr><td>腎小管</td><td colspan="3">回收營養素。不小心通過腎小球的營養素，在此會被腎小管回收至身體中利用</td></tr>
</table>

Q3 混濁尿（泡沫尿）＝蛋白尿＝腎虧？

民間傳說尿液混濁有泡沫，就是腎虧、精虧，因此很多男性只要發現有此情形就相當緊張，而坊間更常以此做為腎精虧損相關產品的廣告訴求。濁尿真的就是腎虧嗎？不一定。的確，當尿液出現太多蛋白質，會變得混濁、泡沫多而且不易消退，但是**混濁尿、泡沫尿不一定就是蛋白尿**，因為輸尿管的管壁所脫落的表皮細胞、柱狀細胞，或是結晶、白血球，也會使尿液變混濁。

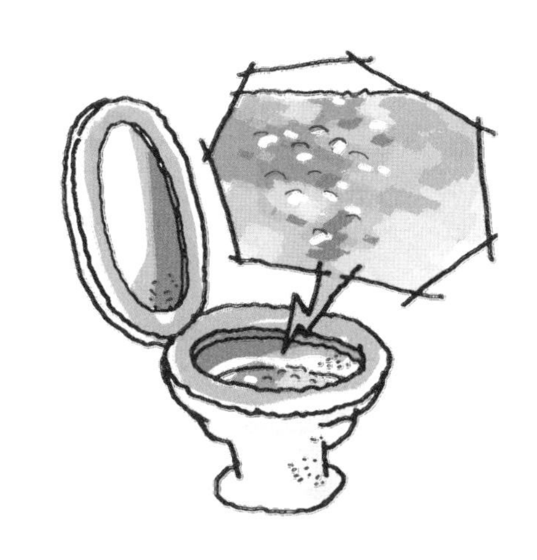

發現尿液混濁有泡末時，應先就醫檢查找出原因

打個比方，沙塵暴來襲會導致空氣變得混濁、能見度不佳，但導致空氣混濁的原因很多，像是工廠排放廢氣、汽機車增多，溼度太高等，不一定是沙塵暴引起的。所以，發現尿液混濁有泡沫時先別緊張，不一定表示你有蛋白尿，也不一定是腎臟功能不佳或是腎精虧損，此時應該趕快就醫檢查，找出真正原因。

Q4 尿蛋白的「+」字越多，腎臟功能越差？

不一定。尿蛋白檢測的「+」字雖然可以顯示尿液中蛋白質含量的多寡，卻與腎臟功能的好壞無關。例如只有1個「+」字，代表尿蛋白含量少，可能是單純生理性因素，但如果有腎臟硬化、新月形腎絲球症等嚴重的腎臟疾病，尿蛋白含量也不多，大約只有幾克而已；相反的，有些輕微的小病痛所造成的腎發炎，例如微小病變型腎炎、輕度系膜增殖性腎炎，每日尿蛋白含量卻可能高達10克。換句話說，**只有1個「+」字不代表可以放心，超過2個也不必太擔心**；發現蛋白尿只代表身體有狀況，此時可先調整作息重新檢驗一次，排除假性和生理性因素，如果結果還是相同，就必須進一步做尿素氮（BUN）、肌酸酐（creatinine）等腎功能檢查。

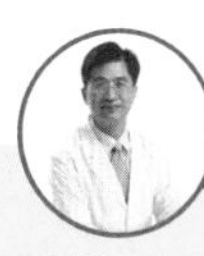

陳博士小講堂

尿蛋白檢測的「+」字標記是怎麼來的？

尿液檢查中用來檢測蛋白尿的方式有2種，分別為定性與定量檢測。常見的「+」字標記，屬於定性檢測中的試紙檢測，通常以1～4個「+」字表示尿蛋白含量，「+」代表情況輕微，「++++」則代表狀況最嚴重；不過，由於這種方式的敏感度不足、容易有誤差，已逐漸被淘汰。目前最精準的方式則為定量檢測，然而此法不方便操作，常因人為因素造成數值有所誤差。此外，還可看尿蛋白含量／肌酸酐的比值，預料此法將可成為未來尿蛋白的檢測依據。

表 7-3 尿蛋白檢測方式與內容

方式名稱	檢測內容	表示方法	備註
定性檢查	檢視尿液是否混濁	尿液混濁，則為陽性反應；尿液清澈，則為陰性反應	
	以試紙檢測尿中蛋白含量多寡	以 1 ～ 4 個「+」字表示。「+」代表蛋白尿情況輕微；「++++」則代表狀況最嚴重	此種試紙檢測敏感度不足，易有誤差，已逐漸被淘汰
定量檢查	收集 24 小時尿液，化驗其中蛋白質含量多寡	24 小時尿中蛋白質 ＞ 150 毫克就代表有蛋白尿；若 ＞ 3.5 公克，則代表尿蛋白狀況嚴重	·最精準的檢測方式 ·準確但不方便操作，常因人為因素造成數值誤差

Q5 什麼是生理性蛋白尿，什麼是病理性蛋白尿？

先前我們已提到，蛋白尿的原因除了疾病外，也可能是假性或生理性因素所造成，在進一步追蹤檢查之後，可由醫師確診，蛋白尿的成因到底是「生理性蛋白尿」、「假性蛋白尿」還是「病理性蛋白尿」。同時在病理性蛋白尿中，又可依流失的蛋白質類型，區分為「選擇性蛋白尿」與「非選擇性蛋白尿」，其分類與說明見表7-4、7-5。

表 **7-4** 蛋白尿的常見分類——依成因區分

類型	說明	常見原因
生理性蛋白尿	健康人也會出現微量的尿蛋白，屬於正常現象，因此稱為生理性蛋白尿。其定性試紙檢測顯示為「+」，24小時尿液檢測可驗出 lg／d 的蛋白尿，但流失的蛋白質無特定一種，為非選擇性蛋白尿	**功能性的生理性蛋白尿** 因通過腎臟的血流量增加所造成的輕微蛋白尿，例如：交感神經亢奮、緊張、使用血管活性藥物等
		體位性的生理性蛋白尿 長時間坐著或站著，造成尿中出現少量蛋白
		特殊族群的生理性蛋白尿 青少年、瘦高者也容易出現生理性蛋白尿，推估很可能是腎臟移位或腎靜脈扭曲造成
假性蛋白尿	假的，並不是真的有蛋白尿	**檢驗室誤差** 最常見的就是尿液檢體擺放太久，導致尿液沉澱並產生白色混濁，通常只要加熱，這些狀況就可消失
		尿液受污染 受到其他物質污染導致尿液檢測出現蛋白質，常見的污染物質為組織液、血液、月經、分泌物、精液、攝護腺液、尿道發炎分泌物、淋巴液或使用藥物等引起，因這些蛋白來自其他細胞，而非由腎臟流失，在顯微鏡下觀察會看見很多血球、上皮細胞等

類型	說明	常見原因
病理性蛋白尿	因疾病所導致的蛋白尿	**腎小球性蛋白尿** 因發炎、免疫或代謝問題，使過濾膜孔徑破裂與變大、帶電性減弱造成血漿蛋白大量外漏，超過腎小管能回收的能力而形成選擇性蛋白尿
		腎小管性蛋白尿 腎管受到感染或中毒等，造成回收能力下降，使分子量較小的蛋白質由尿液中流失。常見於腎小管損害疾病之患者，例如：間質性腎炎、腎小管酸中毒、腎中毒、腎盂腎炎、腎移植等 * 定性蛋白尿試紙檢測：+ ～ ++ * 定量 24 小時尿液蛋白 1 ～ 2g ／ 24hr
		混合性蛋白尿 腎小球與腎小管受損引起
		溢出性蛋白尿 腎小球與腎小管皆正常，但血液中分子量較小或攜帶正電荷的蛋白異常，例如：游離血球蛋白、肌紅蛋白、溶菌酶。常見於多發性骨髓瘤患者 * 定性蛋白尿試紙檢測：+ ～ ++
		組織型蛋白尿 腎小管代謝物或是發炎、西藥刺激泌尿系統，使之分泌蛋白質混入尿液中 * 定性蛋白尿試紙檢測：+ * 定量 24 小時尿液蛋白 0.5 ～ 1g ／ 24hr（以醣蛋白為主）

表 7-5 蛋白尿的常見分類——依流失蛋白質類型區分

類型	說明	判別方式
非選擇性蛋白尿 （各種蛋白都有，腎損壞嚴重）	·腎小球微血管斷裂、損壞造成 ·尿中出現分子量較大的蛋白，例如：IgG、IgA、IgM、C3、醣蛋白等 ·持續性的蛋白尿，可能會發展為腎衰竭，常見於腎小球疾病患者	·定性蛋白尿試紙檢測：+～++++ ·定量24小時尿液蛋白含量0.5～3.0g／24hr
選擇性蛋白尿 （以白蛋白為主）	·尿中出現分子量較小的蛋白，例如：抗凝血酶、轉鐵蛋白、醣蛋白、B2-M、Fc；無大分子量蛋白，例如：IgG、IgA、IgM、C3 ·常見於腎病綜合症	·定性蛋白尿試紙檢測：+++～++++ ·定量24小時尿液蛋白含量＞3.5g／24hr

陳博士聊天室

罹患腎臟疾病，一定要揪出潛在毒素！

從2003年起，台灣人洗腎的攀升率和盛行率，年年都拿世界第1，當中的確有不少患者是因為高血壓、糖尿病失控所引起，不過這並不是唯一因素，事實上有更多的洗腎患者並沒有高血壓和糖尿病，但一般西醫卻找不到原因。

我觀察到的原因很簡單，那就是身體的毒素太多了；因為腎臟是身體的過濾器官，如果毒素太多，當然會對腎臟造成損害。近年來食安問題連環爆，到處都是黑心食品，在飲食和環境的長期污染下，腎臟當然疲於奔命。前幾年我曾遇過一個電台主持人，她還不到 40 歲，卻在某次體檢發現，腎臟功能只剩不到 40%。她並沒有高血壓或糖尿病，醫師也找不到腎功能衰退的原因。現在回想起來，可能與飲食有關，因為她是外食族，而外食是充滿地雷的，長期吃下來，很可能破壞了腎臟。

以 2013 年的毒澱粉事件為例，因為毒澱粉含有順丁烯二酸，會破壞腎小管，1 個 60 公斤的成年人 1 天只要吃 40 公克的粉圓或 75 公克的黑輪就超標，而毒澱粉到處都是，從甜不辣、肉圓、蚵仔煎、黑輪、珍珠奶茶、粄條、豆花，到番薯粉、太白粉都有，更何況黑心食品還不只毒澱粉，還有塑化劑、三聚氰胺（毒奶粉）以及黑心油品，連小吃店裡的醬油和醋都可能含有工業化學成分，這些隱形的毒素，正在不知不覺中，傷害你的腎臟！

所以說，如果追蹤蛋白尿，最後確診患有腎臟疾病時，除了配合醫師進行治療，更應設法揪出傷害腎臟的潛在毒素，從源頭著手，才是最根本的治療之道。

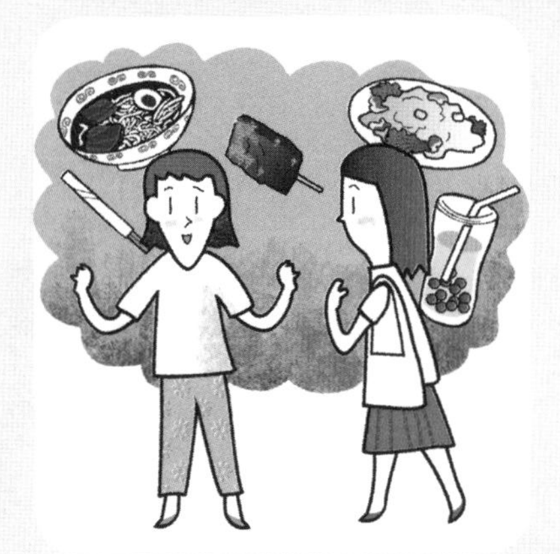

外食充滿地雷，為了自保，應盡量減少外食

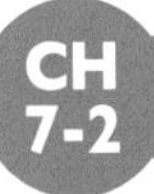

溫和漸進的 2 種腎功能調理法

方法1 用抗氧化水或抗氧化劑，慢慢修復腎臟功能

行醫的前8年，我最怕看到兩種病人：第一是常吃安眠藥的失眠病人，第二是洗腎病人。前者因為長期依賴安眠藥，大腦已受到制約，用天然藥物的效果很有限；後者因為洗腎已經到了尿毒症末期，即使有天然藥物或營養品可嘗試，但腎臟科醫師通常會反對病人使用，怕因此加重腎臟負擔。

隨著經驗的累積和不斷研發新的療法，最近幾年，我逐漸摸索出一些方法來治療這兩種難治病人。例如，對於腎臟病人，抗氧化劑是保護和修復腎臟最有效的營養品，像是維生素C、生物類黃酮、兒茶素、花青素、多酚等抗氧化劑，可保護腎小球微血管的細胞膜，不受自由基破壞。

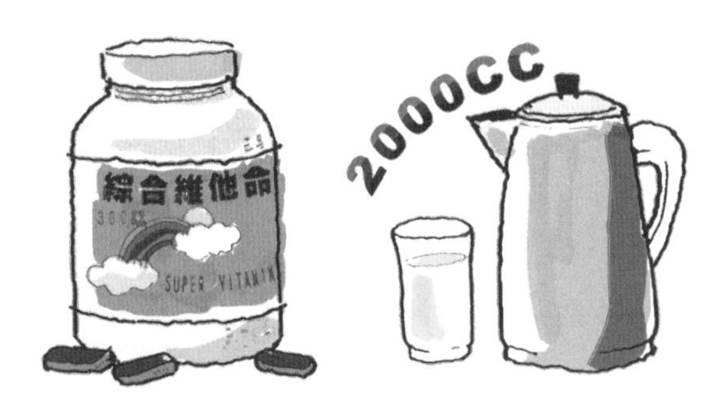

抗氧化劑或抗氧化水可保護和修復腎臟，屬於溫和的調理法

如果擔心維生素C會增加腎臟負擔，不妨嘗試抗氧化水。抗氧化水可溫和地中和體內氫氧根自由基，藉此修復受損的組織，例如胃潰瘍、口腔潰瘍、皮膚過敏、關節炎等等。如果腎小球受到毒素的破壞，藉由多喝抗氧化水，一來可以中和毒素所產生的自由基，二來可以激發自癒力，加速受損組織的重建。不過，還是那句老話，抗氧化濾心一定要定時還原或更換，以使抗氧化水的氧化還原電位差（ORP）保持在100mV以下。另一方面，要在腎臟可以承受的範圍之內，盡量喝足量的抗氧化水，大部分的水溶性毒素也可透過多喝水而排出體外。

方法2 從事身心運動，間接修復腎臟功能

腎臟疾病確實不好治療，而藥物或營養素可能會增加腎臟負擔，我們可透過身心運動，來做為緩和的輔助療法。什麼是身心運動？就是運動時越緩慢效果越好，而且意念必須和動作結合，我最推薦的就是八段錦和太極拳。在所有運動中，這類的身心運動最不費體力，卻又最補氣。所謂的補氣，在生理學的意義很廣泛，其中加速傷口癒合、提升免疫力和排毒能力，是和腎病有關的表現。在體能

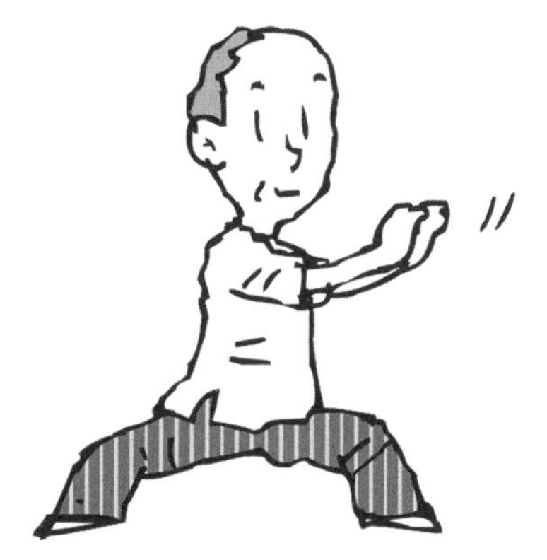

補氣又不費力的太極拳，是最適合腎臟病患的身心運動

可以負荷的條件之下，循序漸進、少量多次，規律練習身心運動，可以緩慢修復腎臟功能，也能提升體能。建議運動強度維持在最大心跳率的60％，千萬不要太過激烈（請見第67頁）。

蛋白尿定義對策比較

自然醫學對於蛋白尿的定義與一般西醫相同。蛋白尿不一定是由疾病引起，就算確診有腎臟疾病，不同腎病的飲食建議和治療需求也不相同，無法在此一一詳述。其中，最沒有爭議、最安全的治療法就是「抗氧化劑或抗氧化水」及「身心運動」。

拆解健檢紅字⑧：尿酸

第8章

尿酸過高，就會有痛風？

健檢項目：血液——尿酸檢測

CH 8-1 一定要破解的4個尿酸迷思與疑問

Q1 尿酸過高，就會有痛風？

60歲的王阿嬤，膝蓋痛了半年，她的X光與抽血檢查一切正常，尿酸也沒有超過6.5mg／dl，因此醫師便以退化性關節炎來治療，只是許久都未見效，甚至腳還越來越腫。後來阿嬤找上了我，檢查之後我認為與痛風有關，開始為她進行痛風治療。一段時間後，阿嬤的疼痛好轉了，她的家人不禁感到疑問：「不是說尿酸過高，才會痛風嗎？」

所有健檢中都有尿酸檢驗，很多人也會以尿酸值做為判斷痛風的依據，但我必須在此澄清：**尿酸高不一定會痛風，而尿酸正常也不代表痛風不會找上你！**

正常人的尿酸值，男性為3.5～7.0mg／dl，女性為2.4～6.0mg／dl。所謂的痛風，就是尿酸結晶卡在關節，導致關節出現紅、腫、熱、痛等發炎症狀，進而產生關節變形的一種急性關節炎。照理說，尿酸高應該就會導致痛風，尿酸低則不會。但是，臨床上卻發現很多痛風病患的尿酸值低於正常值6.0mg／dl，也有人尿酸高於8mg／dl以上卻沒有任何症狀。為什麼會有這種矛盾現象？因為**痛風會不會發作，關鍵不在於血中尿酸的高低，而在於尿酸會不會結晶；而尿酸是否結晶，關鍵在於組織液的酸鹼值**。

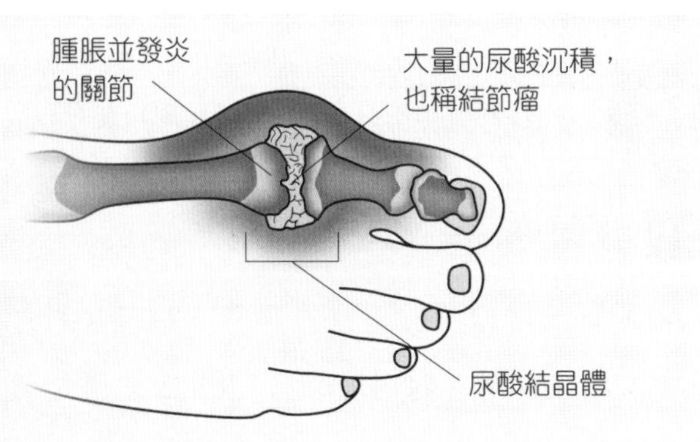

尿酸結晶卡在關節，導致關節出現紅、腫、熱、痛等發炎症狀

表 8-1 血中尿酸濃度的標準值

性別	標準範圍數值（mg／dl）	高尿酸血症（mg／dl）
男性	3.5 ～ 7.0	＞ 7.0
女性	2.4 ～ 6.0	＞ 6.0

身體的酸鹼度才是關鍵

什麼是組織液的酸鹼值呢？身體中的液體可分為3大類：一是血液，二是細胞內液，三就是組織液。很多醫師認為「沒有

酸性體質這一回事」，這是因為一般醫學院教育向來只檢測血液的酸鹼值，但是血液在全身液體中只占5%，而且酸鹼恆定在pH7.35～7.45，所以要了解身體的酸鹼，檢測血液是沒有用的。

事實上，組織液在體內可說是一個三不管地帶，因為人體大多數的運作都必須在弱鹼性的環境下，為了維持血液和細胞內的pH值，身體會將其酸性代謝物拋出，而這些酸性代謝物就會跑到組織液中，讓組織液變酸。血液中的尿酸被送到關節腔，若關節腔的組織液偏酸，尿酸便很容易結晶沉澱；相反的，如果組織液偏弱鹼性，則對尿酸的耐受度也會提高。這是很簡單的酸鹼中和概念，酸遇到鹼就會中和或溶解，酸遇到酸則會過飽和而沉澱。換句話說，身體的酸鹼度決定了對尿酸的耐受度，只要身體對尿酸的耐受度高，除非已超過負荷，否則即使有尿酸也不一定會痛風；如果身體對尿酸的耐受度低，就算只有一點點，也會結晶而導致痛風。

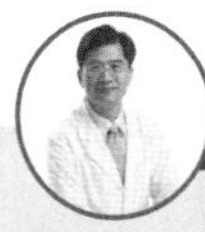

陳博士小講堂

為什麼「腳趾的第一指關節」最易痛風？

痛風最常見的發作部位是在第一腳趾的關節，我認為可能原因為：末梢血液受地心影響，回流較差，以及第一腳趾常受到鞋子壓迫，所以尿酸結晶容易沉澱在這個部位，引起發炎。

Q2 尿酸到底該驗血還是驗尿？

很多人誤以為驗尿酸就是要驗尿，其實，是要檢測血中的尿酸。雖然血液中的尿酸過多時，會從尿液中排出，不過，尿中的尿酸完全不能代表血中的尿酸濃度，因為當體內尿酸過高，或尿酸排除能力很好時，尿中都會出現尿酸結晶，但兩者的原因並不同。也就是說，尿中出現尿酸結晶不意味血中有高尿酸，因此，尿酸是要驗血，而非驗尿。

另外，也要再次提醒，雖然血中的尿酸濃度與痛風有關，但兩者並不是絕對的因果關係，也就是說，血中尿酸高不一定會引起痛風，因為**痛風發作有兩大關鍵：一是尿酸，二是身體的酸鹼度**。

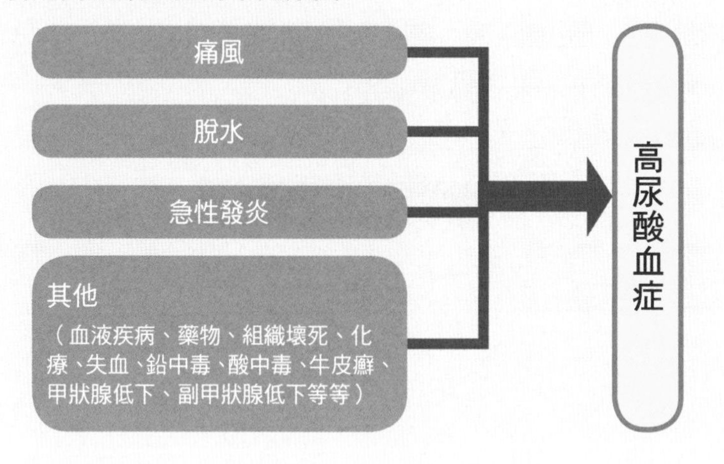

Q3 要降低尿酸，就要禁吃普林食物？

食物裡的普林進入人體後會代謝為尿酸，而過多尿酸在關節沉澱結晶就會導致痛風。因此，一般西醫在治療痛風時，首先就是限制患者對普林的攝取，再搭配秋水仙素止痛並消炎，然而這樣的治療效果並非百分之百，我在臨床上就遇過很多服用秋水仙素無效的病例，轉而到我的診所求助。

為什麼限制患者攝取普林，甚至也用了秋水仙素，還是無效呢？因為，這樣的療法其實只做了一半。限制普林攝取雖然可減少尿酸，不過，如果身體「很酸」，就算尿酸不高也會使它結晶而引發痛風。反之，如果身體組織液呈現弱鹼性，就算血中尿酸偏高，但尿酸在弱鹼性環境不會結晶，所以也不會引起痛風。

所以說，**要降低尿酸，除了限制普林食物，一定要同時改善身體的酸鹼度才會有百分之百的效果，若只是限制普林，有時會無效。**

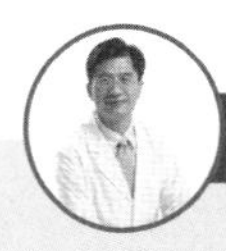

陳博士小講堂

尿酸濃度上升的生理原因

❶普林攝取太多：普林是蛋白質的代謝產物，在肉類、內臟、香菇等食物中含量豐富。這也是為什麼一般西醫會建議痛風病患，要減少攝取普林食物。

❷尿酸無法代謝：腎臟疾病或使用利尿劑都會降低尿酸的代謝。

❸身體製作過多尿酸：骨髓或淋巴增生疾病、慢性溶血或貧血，也都會增加尿酸的形成。

Q4 痛風或關節痠痛，一定是尿酸引起的嗎？

不一定，有時關節痠痛或刺痛，根本與尿酸無關。例如，我自己因體質敏感的關係，從小只要吃太多肉，關節就會微微發痠，20幾歲之後，吃到微波食物，關節就會隱隱痠痛，甚至刺痛。這是我個人的親身經驗，而在臨床上，也有很多「假痛風」的案例，這些患者的關節也出現了紅、腫、熱、痛等典型痛風發炎症狀，但事實上「卡」在關節的並不是尿酸結晶，而是毒素或其他發炎物質。

所幸，身體有自我修復機制，只要停止攝取導致關節痠痛的食物，並讓身體休息，白血球就會把「卡」在關節的結晶或毒素清除乾淨，關節就漸漸不痛了。不過，若一直持續吃該種食物，或是體液偏酸導致白血球工作能力下降，那麼，就有可能持續痠痛，甚至惡化變形。

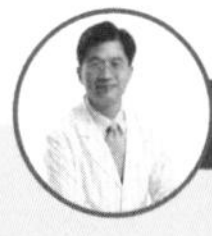

陳博士小講堂

認識你的關節

人體所有的構造都需要靠微血管把養分帶進去，並把廢物帶出來；也就是說，全身的微血管循環都是有進有出。但只有一個地方例外，那就是關節。關節的結構很奇怪，如圖所示，微血管走到關節腔只有「輸入」，而沒有「輸出」，所以從微血管把物質帶入關節腔很容易，但要出去就沒那麼簡單了，因為它是一條單行道。物質要離開關節腔必須靠滲透方式或是主動運輸，因此一旦尿酸在關節腔裡結晶，或者是微血管輸入了身體細胞無法判識的變異分子或毒素，這些物質便會卡在關節腔裡，不容易出去，而形成痛風、類風溼性關節炎等發炎疾病。雖然這些關節炎的成因不同、診斷名稱也迥異，但造成的共同物理因素，就是關節腔微血管屬於「單行道」這項特色。

關節的基本構造

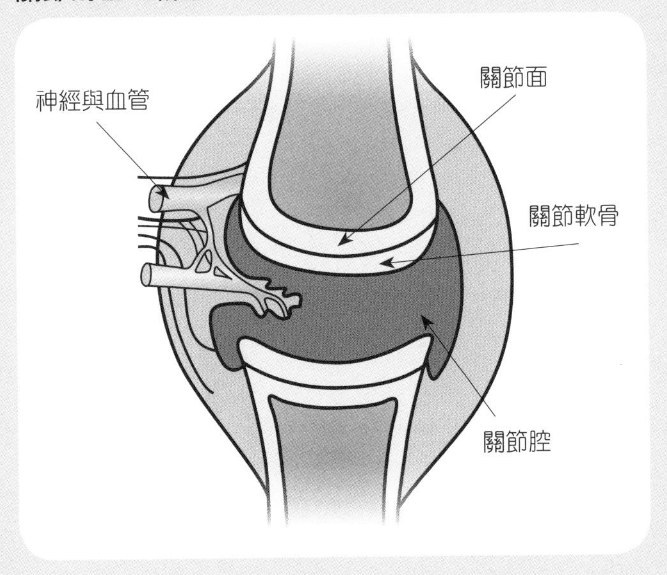

陳博士
聊天室

微波食品到底能不能吃？

記得我讀高中時，市面上開始推出微波爐電器商品。由於我物理學得不錯，媽媽就來問我：「微波加熱是什麼原理啊？微波爐可不可以買？吃微波食物會不會影響健康？」當時的我，根據所學到的物理知識，認為微波只是轉動水分子並使其釋放能量，對食物的其他分子應該不會有影響，因此就稟報媽媽：「微波爐可以買，微波食物很安全。」

大學畢業後，我發現每次吃完微波加熱的便當後，雙手關節就會發痠，屢試不爽，便開始對微波食品的安全性感到存疑。兩年之後，大妹告訴我她喝微波加熱過的中藥湯會引起小腹疼痛，但喝傳統瓦斯爐或電鍋加熱的中藥湯就沒事。從那時開始，我就停止吃所有微波過的食物，並且拒絕使用微波爐。

雖然如此，還是無法解釋為何微波食品會導致關節痠痛。一直到我在美國讀完自然醫學院之後才恍然大悟：雖然微波不會產生物質的化學變化，但是它讓水分子和許多食物中的分子轉動，讓大分子的部分結構發生三度空間的幾何變化。例如，蛋白質的分子量動輒好幾百萬，構造非常龐大與複雜，只要結構上的角度有

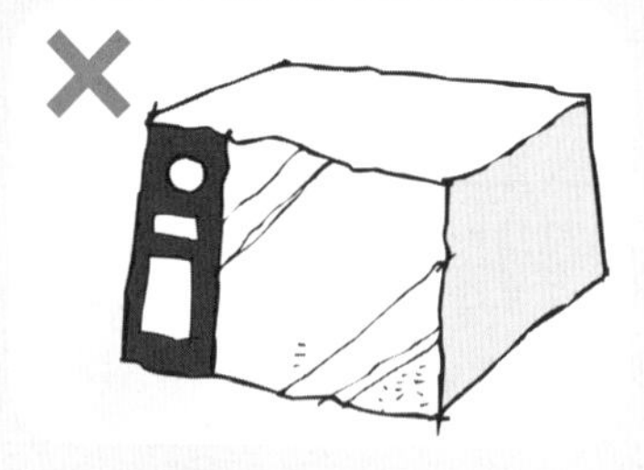

微波食品還是少吃為妙

些微偏差，就有可能導致身體無法辨識，以至於天然的蛋白質分子，變成了自然界不存在的「怪物」，因此就卡在身體組織裡，造成代謝障礙。

所以，我個人的建議是，微波食品最好少吃，無論烹煮或加熱，還是用老祖宗留下的方法最好。

CH 8-2 輕鬆預防尿酸結晶的 4 大妙方

妙方1 補充鰹魚胜肽，可有效降低尿酸

一般西醫治療痛風，最常使用秋水仙素來抑制尿酸結晶形成，不過有時效果不彰；而我在美國的自然醫學診所，則是以天然營養品「鰹魚胜肽」來替代，根據臨床經驗，一般痛風患者在服用1小時內尿酸開始降低，幾小時後疼痛就能得到舒緩。

所謂鰹魚胜肽，就是萃取於鰹魚的複雜雙胜肽成分。生活在深海中的鰹魚，雖然連睡覺都在游泳，但卻永遠不會有乳酸堆積問題；日本人最早發現這個特殊現象，並將鰹魚萃取運用於抗疲勞的營養品中。前幾年，有廠商將鰹魚胜肽引進台灣，意外發現可以有效降低尿酸，讓痛風患者快速緩解疼痛。這中間的生理機制相當複雜，簡單說，和它消除自由基、提高乳酸脫氫酶活性、提高普林回收活性有關。

特別要補充說明，選購鰹魚胜肽最好以複方萃取物為佳，因為臨床發現，只攝取單純的雙胜肽，效果並不好；可能因為鰹魚萃取除了雙胜肽，還有其他未知有效成分。

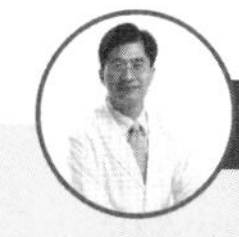

陳博士小講堂

尿酸也是一種抗氧化劑？

尿酸雖然是代謝廢物，但很多人不曉得，它還有抗氧化作用。這是造物主奇妙的設計，讓尿酸在血液和尿液當中，起到保護的效果，有點像是廢物利用。雖然這個廢物能夠保護身體，但是尿酸濃度太高時，又會引起結晶，引發痛風，真是讓人兩難。為了享用尿酸的優點，而免於承受它的缺點，最重要的原則就是：第一，保持弱鹼性體質，盡量讓尿酸不要結晶；第二，多吃高抗氧化力的食物或營養品，例如維生素C、抗氧化水、新鮮蔬果、鰹魚萃取等，讓身體的氧化壓力降低（自由基減少），這時身體就不需要利用產生尿酸這種不得已的方式來抵抗自由基的傷害。

妙方2 超酸體質者，須補充大量礦物質

一般醫師在痛風的防治上，向來只重視普林，因此會嚴格限制飲食，導致病人難以配合。不過，我的治療很「人性化」，對高普林食物不做嚴格限制，而是著重於體質酸鹼的調整。我發現，臨床上幾乎所有痛風患者都是酸性體質，痛風發作時，唾液pH值屢屢低到5.5，顯示體質已經非常酸了，難怪尿酸會沉澱。此時，最重要的是把體質調回弱鹼性，也就是將唾液pH調到7.2，尿酸結晶就會溶解，痛風也就自動痊癒了。

那麼，體質要怎麼調？飲食調整當然是必要的。很簡單，只要徹底實施我發明的食物四分法（請見第189頁），每餐有一半是鹼化食物，對於輕度的酸性體質，身體很快就會調回弱鹼性。但是，對於pH值接近5.5的「超酸體質」者來說，光靠食物調整還不夠，必須補充大量礦物質，如鈣、鎂、鋅、鉀、鐵等，透過綜合礦物質來鹼化體質。我最常使用的就是胺基酸鈣鎂、酵母鋅、酵母鐵、南非國寶茶。

胺基酸鈣鎂是很容易吸收的形式，而酵母鋅和酵母鐵則是生物使用率（bioavailability）最高的形式，並且不會有毒性，是補充礦物質最安心的方法。至於南非國寶茶，是一種南非特有的植物，它不含咖啡因和單寧酸，任何人都可以喝，沒有刺激性，喝了甚至還能安定神經；最重要的是，它生長在南非的原始莽原，根部深入地下3公尺，因此可以吸取深層土壤的各種微量元素。根據研究分析，所有天然飲品當中，南非國寶茶的礦物質含量最高，平時多喝可改善酸性體質。

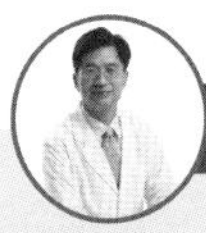

陳博士小講堂

你的身體「酸掉」了嗎？自然醫學教你輕鬆調酸鹼

酸性體質對健康的影響可不只是痛風而已，幾乎大部分慢性病都和酸性體質有關，所以就算沒有痛風，還是建議大家經常檢測自己體質的酸鹼，只要一發現酸化趨勢，立即用飲食和營養素補充來鹼化體質，就能有病治病、沒病強身。

檢測的方式很簡單，請準備高敏感試紙（如圖）及陶瓷湯匙，然後吐一小口唾液在湯匙上，用試紙沾取唾液，3 秒鐘後檢視試紙的顏色變化，不同顏色代表不同的酸鹼質。

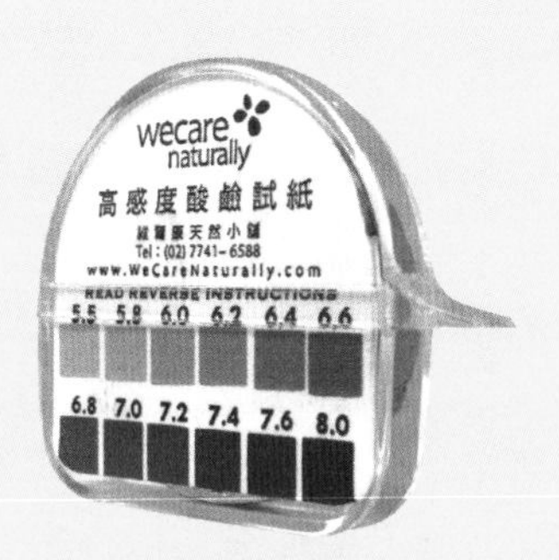

酸鹼試紙

測出身體的酸鹼值後，再對照表 8-2 的治療方針進行調整即可。

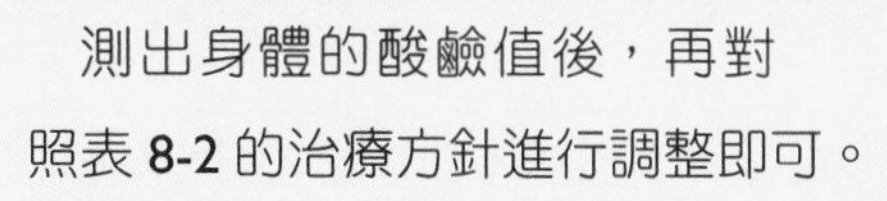

表 8-2 調整酸性體質的方法

pH 值	類型	治療方針
6.8 ～ 7.2	輕度 酸性體質	依循❶食物四分法，❷少吃酸化食物，就能慢慢將體質調回弱鹼性
6.2 ～ 6.8	中度 酸性體質	除了❶食物四分法外，還要❷喝用深綠色蔬果所打的蔬果汁，藉由大量的礦物質與營養素來鹼化體質
5.5 ～ 6.2	重度 酸性體質	除了❶食物四分法和❷飲用深綠色蔬果所打的蔬果汁外，還需要❸補充大量礦物質，並且❹喝大量的抗氧化水（每天喝 2,000 ～ 3,000cc），同時要有❺足夠睡眠；因為礦物質有助於鹼化體質，而大量的抗氧化水可以將尿酸隨尿液一起帶出身體，充足的睡眠則能降低身體產出的酸性代謝物，也可讓身體有充分的時間做修復

妙方3 採用「食物四分法」、減少酸化食物攝取

所謂「食物四分法」，就是將每一餐分成四等分，蔬菜、水果、蛋白質、澱粉各占四分之一。蔬菜、水果幾乎都是鹼化食物，而蛋白質、澱粉大多是酸化食物，這樣的比例不僅營養均衡，同時也是酸鹼平衡，每一個人都應該採取這種飲食法來保持身體的微鹼性。

到底哪些食物是酸化、那些是鹼化呢？我特別製作一個TOP100食物表，請大家盡量多吃鹼化食物TOP50（見表8-3），少吃酸化食物TOP50（見表8-4），並且注意食材的烹調，因為同一食材，越精製、越高溫烹調，它就越容易酸化。

妙方4 多喝抗氧化水，可沖洗尿酸並減少尿酸形成

當水溝有泥垢堆積時，你會怎麼辦？最簡單的方法，就是用大量的清水沖洗。同樣的道理，當體內尿酸濃度偏高時，如果大量喝潔淨水，就能幫助尿酸從尿液中排出。喝抗氧化水，除了可沖刷尿酸和其他酸性代謝物，還可以還原體內的氫氧根自由基。如此一來，身體的氧化壓力下降，就不需要靠產生尿酸來代理抗氧化的效果，這樣就能減少尿酸的形成，進而避免痛風的發生。

喝抗氧化水，是一個預防和治療痛風的簡單方法，因為我們每天都要喝水，既然要解渴，不妨也同時抗氧化，就能一舉兩得。

表 8-3 酸鹼化食物 TOP100——

生活中最該吃的鹼化食物 TOP50

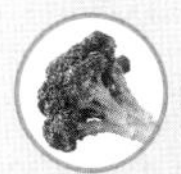

蔬菜類

名稱	鹼化程度
海帶	★★★
紫菜	★★★
蒟蒻	★★☆
洋蔥	★★★
新鮮蔬菜汁	★★★
生芫荽	★★★
生菠菜	★★★
生花椰菜	★★★
生大蒜	★★★
生青椒	★★★
芥藍菜	★★★
地瓜葉	★★★
空心菜	★★★
茼蒿	★★★
龍鬚菜	★★★
小白菜	★★★
生芹菜	★★☆
大白菜	★★☆
高麗菜	★★☆

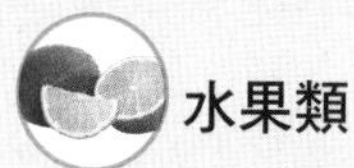

水果類

名稱	鹼化程度
檸檬	★★★
梅子	★★★
無糖蔓越梅乾	★★☆
柳丁	★★☆
奇異果	★★☆
芭樂	★★☆
藍莓	★★☆
桑椹	★★☆
蘋果	★★☆

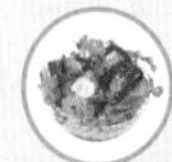

輕食沙拉類

名稱	鹼化程度
生菜沙拉	★★★
涼拌沙拉	★★★
新鮮蔬果精力湯	★★★
新鮮小麥苗汁	★★★

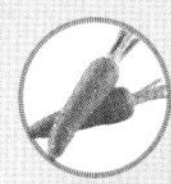

根莖類

名稱	鹼化程度
甜菜	★★☆
牛蒡	★★☆
胡蘿蔔	★★☆

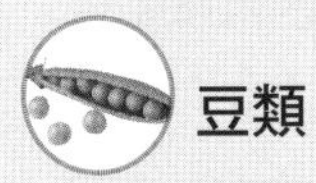

豆類

名稱	鹼化程度
綠豆芽	★★☆
苜蓿芽	★★☆
荷蘭豆	★★☆
豆腐	★★☆

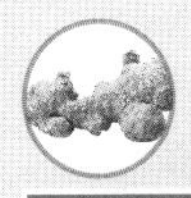

調味類

名稱	鹼化程度
老薑	★★☆
胡椒（黑白皆可）	★★☆
青蔥	★★☆
咖哩	★★☆
九層塔	★★☆

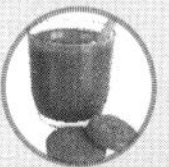

飲料類

名稱	鹼化程度
無糖花茶	★★★
無糖薑茶	★★★
現榨蔬果汁	★★★

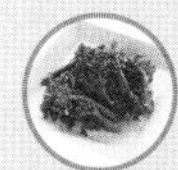

外食類

名稱	鹼化程度
燙青菜	★★☆
青菜豆腐湯	★★☆

（★越多，代表鹼化程度越高）

表 8-4 酸鹼化食物 TOP100——

生活中該少吃的酸化食物 TOP50

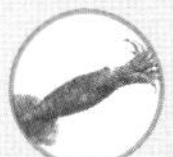

肉類

名稱	酸化程度
牛肉	★★★
豬肉	★★★
貝類	★★★
魷魚	★★★
牡蠣	★★★
小魚乾	★★★
培根	★★★
火腿	★★★
香腸	★★★
漢堡肉	★★★
肉鬆	★★★
肉類罐頭	★★★

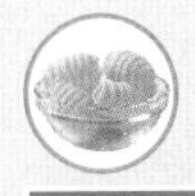

油

名稱	酸化程度
氫化植物油（人造奶油、植物酥油、氫化棕櫚油）	★★★
一切氧化油（高溫油）	★★★

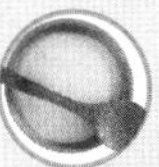

調味類

名稱	酸化程度
味精	★★★

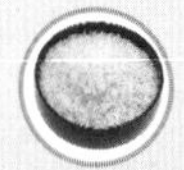

穀類

名稱	酸化程度
白米	★★★
白麵粉	★★★

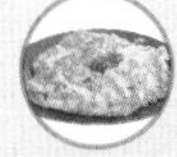

蛋類

名稱	酸化程度
煎蛋	★★★

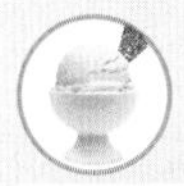

乳製類

名稱	酸化程度
乳酪	★★★
冰淇淋	★★★
起司蛋糕	★★★
煉奶	★★★

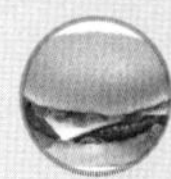

外食

名稱	酸化程度
豬腳麵線	★★★
鹽酥雞	★★★
牛肉麵	★★★
炸排骨便當	★★★
炸雞腿便當	★★★
燒鴨飯	★★★
漢堡	★★★
熱狗	★★★
炸雞塊	★★★
炸蝦	★★★
炸甜不辣	★★★
羊肉爐	★★★
油飯	★★★
肉粽	★★★
沙琪瑪	★★★

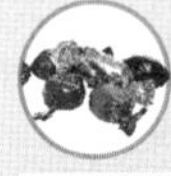

零食類

名稱	酸化程度
糖果	★★★

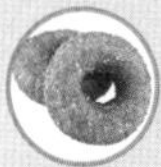

澱粉類加工食品

名稱	酸化程度
甜甜圈	★★★
蛋糕	★★★
泡芙	★★★
油條	★★★
洋芋片	★★★
薯條	★★★
炸春捲	★★★
餅乾	★★★
速食麵	★★★

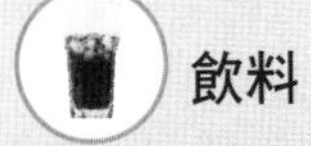

飲料

名稱	酸化程度
汽水	★★★
可樂	★★★

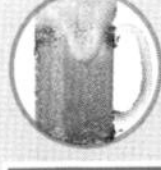

酒類

名稱	酸化程度
酒	★★★

（★越多，代表酸化程度越高）

痛風對策比較一覽表

	一般醫師	Dr. Chen 自然醫學
判讀依據	尿酸	除了尿酸，同時還檢驗身體酸鹼值
數值看法	正常男性 3.5 ～ 7.0mg ／ dl，女性 2.4 ～ 6.0mg ／ dl；如果男性 >7.0mg ／ dl，女性 >6.0mg ／ dl，即為高尿酸血症	尿酸檢測與一般西醫相同，但更重視身體酸鹼值，認為人體應呈弱鹼性（pH7.2），pH6.8 ～ 7.2 為輕度偏酸，pH6.2 ～ 6.8 為中度偏酸，而 pH5.5 ～ 6.2 為重度偏酸
治療方式	給予秋水仙素降低尿酸	●用鰹魚胜肽來降低尿酸 ●用大量礦物質來鹼化體質 ●喝抗氧化水來沖刷和降低尿酸
飲食限制	禁吃含有普林的食物	●每餐徹底執行「食物四分法」 ●酸性體質者要少吃酸化食物 ●飲用深綠色蔬果所打的蔬果汁 註：對普林食物沒有太過嚴格的限制

拆解健檢紅字⑨：骨密度檢測

第9章

多喝牛奶，就可以預防骨質疏鬆？

健檢項目：超音波或DEXA檢測

CH 9-1 一定要破解的7個骨質疏鬆迷思與疑問

Q1 為什麼骨質疏鬆很難被發現？

68歲的古奶奶常常腰痠背痛，有一天蹲馬桶，一彎腰就覺得背部劇痛。就醫後診斷為脊椎骨折，原因是骨質疏鬆。原來古奶奶早有嚴重的骨質疏鬆，腰痠背痛也是因此而起，只是她一直以為那是老人病，沒想到身體早已變成「海砂屋」，脆弱到不可思議。

42歲的方小姐，5年前做了子宮和卵巢切除手術，術後恢復良好，不過1年前開始常感到腰背疼痛，經醫師仔細檢查，確定已罹患骨質疏鬆症。方小姐感到相當疑惑：自己每隔2年就會定期健檢，為何完全沒有徵兆？又怎麼會有這種老人病？

台灣健保局曾在2年前進行一項調查，發現65歲以上的民眾骨質流失嚴重，其中10.5%的男性、33.3%的女性有骨質疏鬆症。然而，許多人卻都是在骨折後才發現罹患骨質疏鬆。為什麼骨質疏鬆症會變成「沉默的殺手」？有些人即使定期健檢也無法事先看出端倪？因為健檢普遍採用超音波方式篩檢骨質密度，但這種方式準確度較低；若想確定自己是否有骨質流失，我建議以準確性高的DEXA（dual-energy X-ray absorptiometry，雙能量X光吸收儀）來檢測。

DEXA使用2種能量的X光，其輻射量大約等於搭飛機往返台灣和日本2次，準確性高，是目前檢測骨質密度的黃金標準，但因為設備龐大、昂貴，通常只有大型醫院才會引進。至於超音波檢測則因便宜、方便且輻射量較低，一般健檢才會以這種方式做快速篩檢。

表 9-1 骨質密度檢測方式比一比

	超音波檢測	DEXA
照射方法	超音波	雙能量Ｘ光
照射部位	腳踝	腰椎、髖骨
輻射量	較低	較高
方便性	站、坐皆可，快速篩檢，較方便	必須平躺才能進行，較不方便
準確性	低	高，為目前診斷骨質密度的黃金標準

骨質檢測數值怎麼看？

無論是超音波還是DEXA檢測，只要數值（標準差）＞－1，無論是0、1、2或以上都算正常，若介於－1～－2.5則表示已有骨質流失，若＜－2.5，就是骨質疏鬆了。骨密檢測的數值很重要，－1或－3的狀況相差很大，知道數值後才可擬定治療策略，治療後3個月再檢測1次，才能確實掌握效果。

表 9-2 骨質密度數值判讀

結果（標準差）	代表意義
＞－1	正常
－1～－2.5	骨質流失
＜－2.5	骨質疏鬆

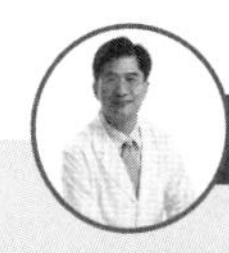

陳博士小講堂

骨質疏鬆也可居家檢測

骨質疏鬆除了到醫院檢查，一般人也可以在家初步檢測。根據史丹佛大學歐拉罕醫師（Katherine O'Hanlan, MD）的建議，如果身高減少半吋，很有可能就是骨質疏鬆所致，因為成人的身高應該很穩定，若有變矮的現象，就要趕緊做進一步的骨密檢測。

骨質疏鬆的分類

骨質疏鬆可分原發性與繼發性。原發性表示非疾病引起、是自然發生的，又可分為第一型與第二型；繼發性就是由疾病所引起，如肝功能不佳、內分泌及腎臟疾病等，詳細說明見表 9-3。

表 9-3 骨質疏鬆分類一覽表

分類		說明
原發性	第一型	更年期性激素下降所導致，因為女性的雌激素對骨質的影響較男性的睪固酮大，所以女性更年期後容易罹患骨鬆
	第二型	年紀增長而導致的骨鬆。不論男性女性，隨著年紀增加，骨鬆比例也隨之增高。除了具有保護性的性激素分泌減少外，腸胃功能減弱導致營養吸收減少也是一大原因，75 歲以上老人尤其明顯
繼發性	肝功能不佳	要將血液中的鈣送入骨骼需要維生素 D_3，而維生素 D_3 是人體接受日照後於肝臟中合成，如果肝有問題或是功能較差，維生素 D_3 的合成就會受影響，也就無法將血液中的鈣送入骨骼中
	內分泌疾病	例如甲狀腺、腎上腺、副甲狀腺疾病、糖尿病都會引起骨鬆
	腎臟疾病	腎臟的功能在幫助人體留下有用的物質，就像篩網一般，所以腎臟有疾病就像篩網破洞，會導致營養素（如礦物質）流失
	其他	類風濕性關節炎

Q2 骨質流失或骨質疏鬆，補鈣就會好？

要預防、改善骨質疏鬆需要補充鈣質，但是光補鈣卻不一定能將骨鬆治好，因為吃進肚子的鈣必須經過重重關卡，才能轉換成骨頭中的鈣。簡單來說，不管是食物中的鈣，或是鈣片中的鈣，必須先在胃部離子化才能進入腸壁細胞，在此經過維生素D的作用和特殊蛋白結合，再透過另外兩種管道進入血液。進入到血液中的鈣還必須透過維生素D的作用，才能進入骨頭中（請見下圖）。

食物中的鈣如何從腸道吸收進入血液

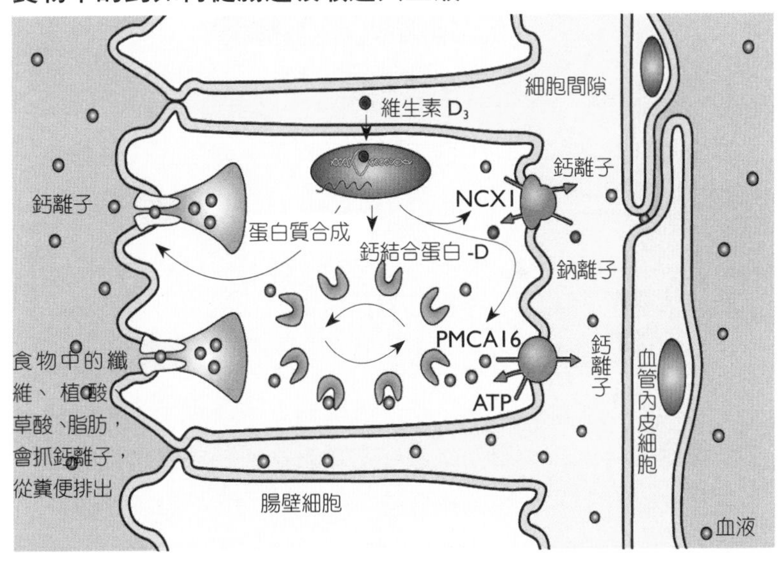

除此之外，腸道中的鈣，還會和食物中的纖維、草酸（oxalate）、植酸（phytate）、脂肪等物質結合，從糞便中排

出體外。另外，鈣質的吸收還會受到胃酸不足、蛋白質過多或太少、重金屬過多、雌激素不足、年紀大、體質偏酸等因素影響。可見，要吸收鈣質不容易，而且還有許多妨礙吸收的障礙。

要將鈣質順利送入骨頭，過程的確很複雜，但只要記住2個關鍵：第一就是胃酸的離子化作用，第二就是維生素D要充足。如果可以把握這2個重點，補鈣才有意義，否則只是浪費錢財與時間。

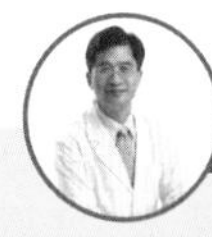

陳博士小講堂

鈣片要吸收，與膜衣大有關係

很多廠商為了避免內容物受光、受潮，會在鈣片表面包覆一層厚厚的膜衣（coating），導致膜衣在胃腸中不易瓦解，更遑論離子化。膜衣的溶解度大大影響了鈣片的吸收率，而且這個問題廣泛存在很多營養品的製程上。有鑑於此，我通常建議患者要使用粉末膠囊或液態的型式，即使是錠狀，也絕不要使用膜衣；另外，開封後的營養品要保存在乾燥陰涼的地方，最好是放在防潮箱裡。如果讀者真的要購買膜衣錠，不妨先做個實驗，把鈣片或其他膜衣錠產品丟到 180cc 的白醋裡，看能不能在 30 分鐘內順利瓦解，如果不行，那表示它在胃裡的溶解效果也不太好。

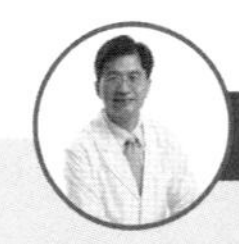

陳博士小講堂

多吃肉會導致骨質流失，多吃蔬菜會使骨頭強壯

人體有99%的鈣存於骨骼，而血液中的鈣（以下簡稱血鈣）只有1%，用來維持肌肉收縮、心臟跳動、血液凝固等生理機能。換句話說，血鈣雖然只佔總鈣質的一小部分，卻攸關人體的正常運作，必須維持在一定的濃度。因此，當人體無法從食物中獲取足夠的鈣時，副甲狀腺就會開始分泌一種升鈣激素，將骨骼裡的鈣釋放到血液當中，以維持血鈣濃度，這樣便會造成骨骼中的鈣質流失。

肉類的磷很多，鈣質很少，吃太多肉類會讓血中的磷偏多。而磷會讓體液偏酸，鈣會讓體液偏鹼，為了避免血液偏酸，身體就會把骨中的鈣拿出來，以平衡酸鹼，這就是多吃肉類會導致骨質流失的原因之一。相反地，蔬菜中的磷偏少，鈣偏多，所以多吃蔬菜可以使骨頭強壯。

從酸鹼平衡的原理來看，**大魚大肉和精製澱粉這類酸化食物，會讓體質偏酸，導致骨質流失，反之，有機的蔬菜水果富含礦物質，屬於鹼化食物，會強化骨質。**

Q3 多喝牛奶，就可以多補鈣？

我們常聽到「多喝牛奶可以補充鈣質」的說法，很多人也以為多喝牛奶就可以預防骨鬆，其實這是一個迷思，因為牛奶並不是補鈣的好辦法。

牛奶的確含有豐富的鈣，但鈣質真的能被送入骨骼中嗎？統計發現，**全世界喝牛奶最多的4個國家：美國、英國、芬蘭和瑞典，他們的老人髖關節骨折比例也是全球最高**；相對的，非洲班圖族和中國大陸的農村居民，可能一輩子都沒有喝過牛奶，但老人髖關節骨折比例卻很低。從這個數據，我們可以推論：喝牛奶並不能真正預防或改善骨質疏鬆。

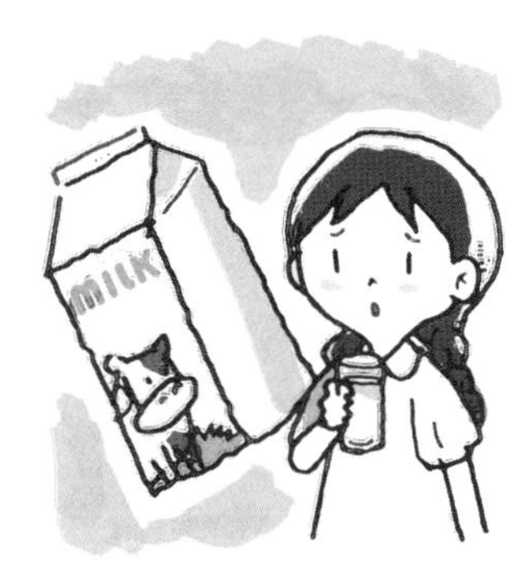

喝牛奶並不能補鈣！

雖說歐美的老年人骨鬆很嚴重，但他們的年輕人卻是長得又高又壯，這是怎麼一回事？法國研究發現，從小喝牛奶確實可以讓骨骼粗大，卻也因此導致下半輩子骨質流失的速度加快，因為牛奶中不只含有鈣，還有生長激素，可促使造骨細胞快速製造，讓骨質長得粗大密實。不過，人一生中的造骨細胞數量有限，若上半輩子用完了，那麼下半輩子蝕骨細胞就會遠多於造骨細胞，因此更年期之後，骨質流失會比不喝牛奶的人更快速。

此外，牛乳含有大量的磷，屬於酸化食物，喝太多會使體質偏酸，這時身體為了平衡酸鹼，反而會從骨頭中釋出鈣質到血液中，導致骨質流失。不但如此，牛奶還有過敏、乳糖不耐、殺蟲劑殘留等許多問題，所以多喝牛奶不僅無法預防骨質疏鬆，甚至還會衍生其他問題，站在自然醫學的立場，我建議最好少喝為妙。

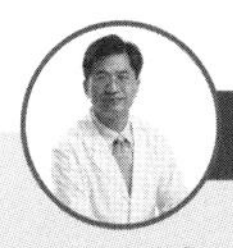

陳博士小講堂

喝牛奶真的有益健康嗎？

造物主創造天地萬物，自有一定的法則，但人類卻常因自己的偏好或便利，違反規律而不自知。例如，全世界只有人類在長齊牙齒後還會繼續喝奶，而且是喝不同物種的奶。哺乳動物之所以要泌乳，是要讓剛出生的小動物，在還沒長牙時可藉由吸奶獲得營養，但是在長齊牙齒後，小動物就要自行覓食了，這是大自然的規律。

況且，不同物種之間的奶汁，其中的營養比例也不一樣。例如，牛奶的蛋白比例，可以讓小牛身體長得快，頭腦長得慢；反之，人奶的蛋白比例，可以讓身體慢慢長大，但頭腦智商快速提升。所以，人類的小嬰兒如果喝牛奶，就會虛胖，而且頭腦發展比較慢，如果喝人奶，塊頭雖小，但肌肉結實，反應也比較靈敏。

人類屬於雜食性動物，若有人堅持要喝牛奶，我們也不能反對，只要沒有過敏、乳糖不耐等問題，並選擇有機牛奶，還是可以適度飲用，不過即使喝了，也不要以為能獲取完全的營養。在現代化國家，所有的鮮奶都不是生乳，而是經過高溫攝氏 130 度殺菌，即使號稱低溫殺菌，也有攝氏 65 度，生乳中的抗體、酵素和部分營養都會被破壞。有人拿小牛做實驗，讓剛出生的小牛喝煮熟的牛奶，結果根本活不過一年。綜觀以上種種，「多喝牛奶有益健康」的說法，其實有待商榷。

Q4 鈣片類型琳瑯滿目，哪一種最好？

市售鈣片類型，依成分可分碳酸鈣、檸檬酸鈣、胺基酸螯合鈣和酵母鈣，其中又以胺基酸螯合鈣和酵母鈣的人體吸收度最佳，到底它們之間有什麼差異呢？

1. 碳酸鈣：碳酸鈣是目前市面上最普遍的鈣片類型，主要是將牡蠣殼磨成粉後打成錠劑。然而，做成錠狀必須添加賦形劑，而且還要包覆一層厚厚的膜衣，因此很難被胃酸瓦解，即使瓦解了，碳酸鈣被胃酸離子化的效率也是最差的。研究發現，碳酸鈣的人體吸收率只有4%～23%，很容易受到胃酸多寡的影響，如果胃酸不足的人（尤其是年長者）吞下鈣片，絕大部分可能會被排到馬桶中。
2. 檸檬酸鈣：檸檬酸鈣是檸檬酸的鈣鹽，因為結構較容易被離子化，所以人體吸收率比碳酸鈣好一些，大約在20%～30%。
3. 胺基酸螯合鈣：一般鈣片都屬於無機鹽型式，例如碳酸鈣、檸檬酸鈣、葡萄糖酸鈣、乳酸鈣等等，這些鈣質無法直接進入腸壁細胞，而必須先經由胃酸將之離子化，才能進入。但是**胺基酸螯合鈣**的鈣已

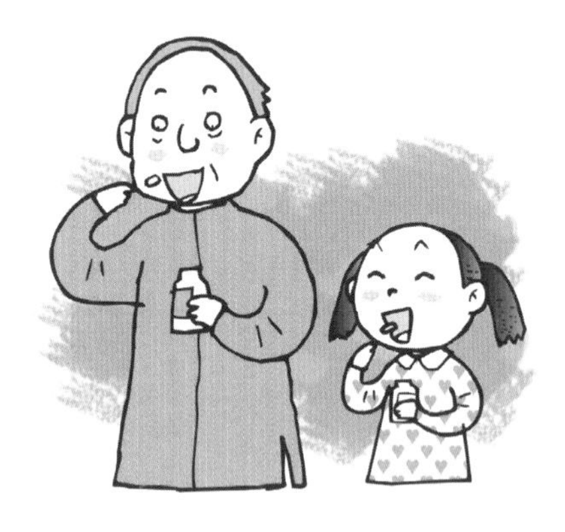

胺基酸螯合鈣的吸收率可達44%以上

與胺基酸緊緊螯合住，不會離子化，而是以胺基酸的型式被腸壁細胞吸收，所以**吸收率可達44%以上**。這是我在臨床上最常使用的鈣片類型，不僅可改善骨質疏鬆，就連肌肉痠痛、輕度失眠也可以改善，很多因缺鈣而常抽筋的人，吃了2～3天後就不再抽筋，睡眠也變得深沉。

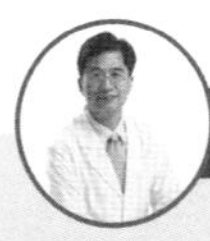

陳博士小講堂

什麼是胺基酸螯合鈣？為什麼吸收率這麼高？

所謂螯合（chelate）方式，顧名思義就像螃蟹用兩隻「螯爪」把一個東西緊緊嵌住，我們以特殊的科技，靠兩個胺基酸（例如甘胺酸，glycilate）把一個鈣螯合住，形成的胺基酸螯合鈣（Amino Acid Chelated Calcium）進入腸胃之後，不會被胃酸離子化，而是以胺基酸的型式被吸收進入腸壁細胞。

大家都知道，蛋白質食物會被分解成胺基酸，然後被腸道吸收，腸道吸收胺基酸是理所當然的。如此一來，胺基酸螯合鈣，就以一種另類的方式被腸壁吸收，完全不受胃酸多寡的影響，也不會因為離子化而被食物中的纖維、草酸、植酸、脂肪等物質結合而被帶出體外。因此，胺基酸螯合鈣的吸收率遠高於碳酸鈣和檸檬酸鈣。

4. 酵母鈣：碳酸鈣、檸檬酸鈣都是礦物，必須先解離成游離鈣才能被人體吸收；胺基酸螯合鈣則已跨越礦物等級，不須解離就能吸收；而酵母鈣則更超越，已達生物等級。

以酵母型式製成的礦物質或維生素B群，是目前全球最頂級營養品的製作方式。我曾在2010年到美東參觀高規格的工廠如何製造酵母型式的營養素。首先，把碳酸鈣放進發酵槽裡，讓酵母去吞食鈣質，然後再把酵母低溫噴沫乾燥，做成營養品。鈣在酵母的細胞裡面，以天然的型式和氨基酸結合在一起，所以可視為天然的螯合鈣。**用這種方法所製成的酵母型式礦物質，吸收度最高**，而且生物使用率（bioavailability）也是最高。

不過，酵母鈣也不是完全沒缺點，因為每個酵母所能吸收的鈣質有限，製成營養品之後，每顆膠囊大概只有16毫克的鈣，對於需要大量補充鈣質的人，可能緩不濟急。一般來說，酵母鈣的成效會比胺基酸螯合鈣來得慢但後勁強，如果要求速效、強效，我會建議使用胺基酸螯合鈣，若是要長期保養，酵母鈣還是最溫和天然的方式。

最後，我還要強調一點，**無論補充哪種鈣，一定要同時補充鎂**，因為單純補鈣易形成腎結石，但若加上鎂就不會有此問題，而且鎂還可幫助鈣的吸收，並可以放鬆神經、肌肉和血管，是對身體非常重要的礦物質。**一般來說最常用的比例為鈣：鎂＝2：1**，有些特殊疾病患者（例如經前症候群、心血管疾病、慢性疲勞症候群、血鎂

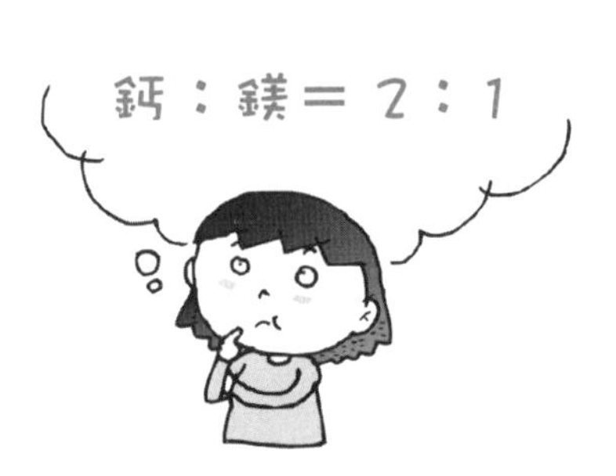

補鈣也要同時補鎂，才不會導致腎結石，而鈣與鎂的比例最好為2：1

低下引起的失眠、焦慮、憂鬱、肌肉緊張等）可調整比例，將鈣：鎂的比例調整到1：1或1：2。

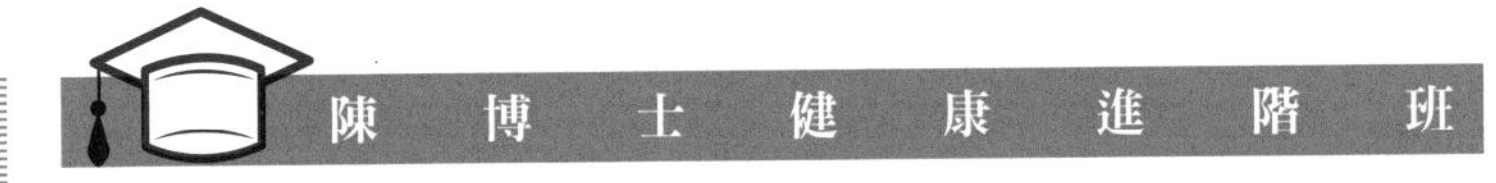

酵母型式的礦物質補充，是最完美的方式

酵母型式的礦物質只有酵母鈣有鈣含量偏低的小缺點，這是因為人體對鈣的需求量較大，至於其他礦物質，用酵母型式來補充，那就非常完美了，因為人體對於其他礦物質需求量較低，例如常用劑量：鋅 15 ～ 30 毫克、銅 1.5 ～ 3 毫克、鐵 10 ～ 60 毫克、鉻 200 微克、硒 200 微克、錳 10 毫克等等。用酵母型式來補充這些礦物質，除了可以容易達到目標劑量、而且生物使用率極高之外，最重要的優點就是很少有副作用、而且毫無毒性。

不少人在吞服一般的鐵劑或鋅劑時，會有噁心、胃痛等不適現象，這是因為鐵或鋅在離子化之後，游離鐵和游離鋅刺激了胃壁，有些人黏膜較弱甚至因此會傷了腸壁，但由於酵母型式和胺基酸螯合型式的礦物質不須離子化，所以通常不會造成不適，甚至補充超量，也不會有毒性。

鐵劑吃多了會累積在肝臟，引起中毒，這是大家都知道的常識。但是牛肉含鐵質，我們卻從來沒有聽過有人多吃牛肉引起鐵中毒，這是為什麼？**因為鐵在牛肉中，是以類似螯合的方式存在血紅素和肌蛋白中**，和前述胺基酸螯合鈣容易吸收的道理一樣，整個血紅素或肌蛋白是**直接進入腸壁細胞，不須離子化**。反觀菠菜裡面雖然含鐵，卻不容易被人體吸收，導致吃素的人，長久下來會有缺鐵型貧血，這是因為**蔬菜裡面的鐵是無機鹽的型式，不是血紅素鐵這種有機的型式，所以必須在腸胃中離子化才能吸收**。講到這裡，離子化和螯合的重大觀念，應該可以解開讀者心中多年的疑問了吧！

血紅素鐵與胺基酸螯合鐵的結構

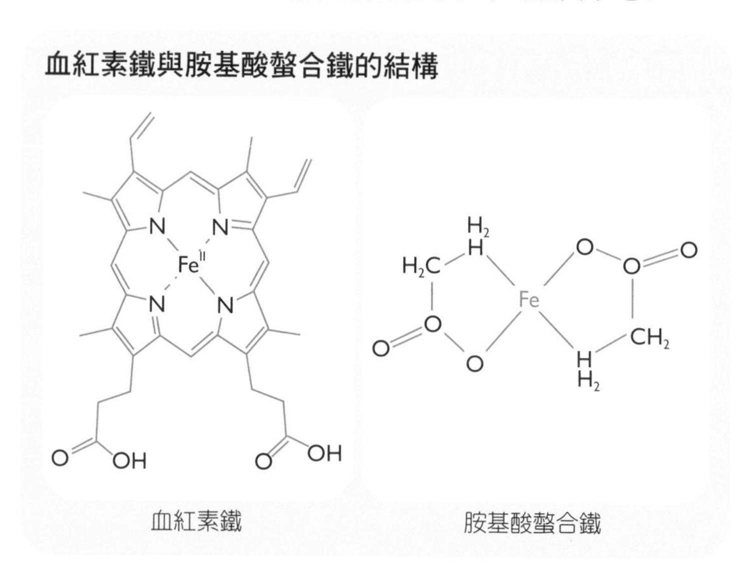

血紅素鐵　　　　胺基酸螯合鐵

牛肉鐵和酵母鐵容易吸收，這個道理大家懂了，但為什麼不會引起中毒呢？生物型態的礦物質補充不會引起中毒的原因，我認為腸壁細胞有特殊的生理機制，當攝取過多時，對於生物型式的營養素吸收會減緩，但對於非生物型式（例如一般的礦物質營養品）還是照單全收，結果就會攝取過多，引起中毒。

總之，我認為未來 50 年，科學界和一般民眾會漸漸認識酵母型式礦物質和酵母型式 B 群的優越性，而藉由這種生物型式的營養補充，達到極佳的保健與治病效果，而毫無副作用與後遺症。

Q5 為什麼骨質疏鬆會造成腰痠背痛？

許多骨質疏鬆患者在骨折前，除了腰痠背痛外並沒有特殊症狀，其實骨質疏鬆和腰痠背痛不一定有因果關係，但兩者同樣是因為體質偏酸、鈣質缺乏所造成。所以，如果長期腰痠背痛卻始終找不到原因，最好到醫院做DEXA骨質檢測，確定是否有骨質流失。若有，可補充胺基酸鈣鎂，可強化骨骼並改善腰痠背痛。

我十幾年的臨床發現，**定期補充鈣質的人比較不易腰痠背痛**，很多人之所以會突然發作，常是因為那一陣子的鈣質流失偏多，以及忘了補充鈣鎂所致。

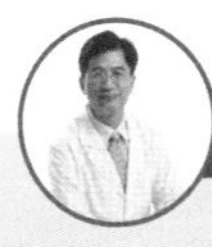

陳博士小講堂

一天到底要補充多少鈣？

這是個爭議性很大的議題，我在這裡先保留答案。但是有個提示，可以給大家參考：**1 頭大象的體重約 1 公噸，每日攝取的鈣質約 2000 毫克。而人類的體重不過 70 公斤但美國政府的每日建議量是 1000 ～ 1500 毫克。**如果依照野生大象的標準，成年男性應該只要攝取 140 毫克。當然，大象吃素，人類吃葷，人類為了平衡肉類裡面的磷，要多吃一些鈣，才能保持體質鹼性，但應該不需吃到 1500 毫克吧？

非洲人、拉丁美洲人每日平均攝取 340 毫克鈣，但骨骼十分強壯；而歐美人每日平均攝取850毫克鈣，但骨鬆比例卻明顯高於非洲人。這是為什麼呢？

到底一天要補充多少鈣，我把這問題留給讀者，以後有機會再詳述。

Q6 骨質疏鬆會有致命危險嗎？

罹患骨質疏鬆最怕的就是骨折。骨質疏鬆症（osteoporosis）的英文，是由osteo（骨頭）及porosis（多孔的）兩個字根組合而成，意思就是布滿了空洞孔隙的骨骼。患者因骨質流失導致骨骼內孔隙增大而呈現中空疏鬆現象，使得骨骼強度變弱，嚴重時只要輕輕碰撞就會骨折，其中又以位於大腿骨與骨盆交接處的髖關節、脊椎和手腕等部位最容易骨折。

雖然骨質疏鬆症不會直接導致死亡，但髖關節和脊椎等部位一旦骨折就無法走路，活動量大幅減少，導致身體機能快速退化。我的老本行是復健，曾在美國復健中心工作多年，當時就發現單腿骨折的人，2、3個月後拆除石膏一定會明顯有大小腳；而在老人的保健衛教上，最重要的就是避免跌倒，只要一跌倒，健康就會大幅滑落。一項針對歐美國家進行的臨床研究便發現，**老人若發生髖關節骨折，有5～20%的人會在1年內死亡，即使活過1年，也仍有50%以上的人不良於行**。然而，罹患骨質疏鬆的人，通常肌肉、大腦的協調性較差，所以更容易跌倒，也就更容易骨折，骨折之後，健康就會快速走下坡。因此，對上了年紀的人來說，骨質疏鬆不僅僅只有骨折風險，同時也有致命危險。

Q7 哪些人容易有骨質疏鬆？

大多數的人都以為愛喝咖啡、年紀大的人才需要擔心骨質疏鬆，其實並不只如此，容易骨質疏鬆的族群還有以下幾種：

1. 年長者：年紀越大越容易罹患骨質疏鬆，這是因為性激素分泌減少，以及老人家的腸胃功能減弱，導致營養吸收不足所致。
2. 使用類固醇：西藥、類固醇會影響肝腎功能，造成維生素D的合成出問題，使得鈣無法由腸道吸收，當然也就無法進入骨骼。
3. 子宮或卵巢切除：卵巢負責分泌雌激素，手術切除等於以人工方式將更年期提早，造成骨鬆。
4. 人種：研究發現，白人跟亞洲人最容易罹患骨質疏鬆，而黑人的骨骼則比較強壯。
5. 基因：目前已發現有30幾種基因跟骨質疏鬆有關。但人種基因無法更改，所以只能透過飲食和生活改善。

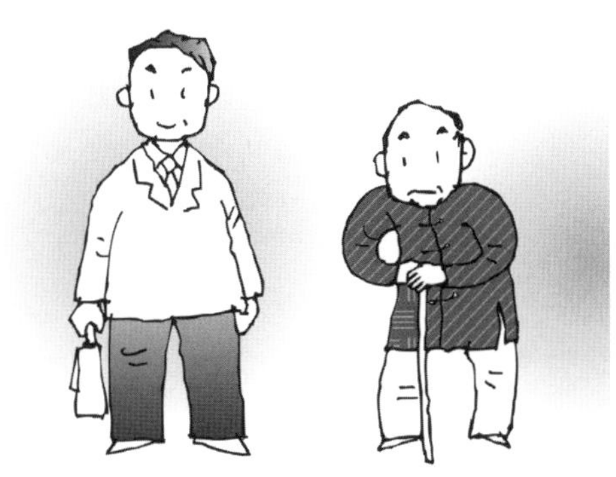
不是只有年紀大才需要擔心骨鬆問題，基因也和骨鬆有密切的關係

6. 不良的飲食習慣：如抽菸、飲酒、喝咖啡，或是常大魚大肉導致體質呈現酸性，以及常喝汽水、果汁、紅茶等含糖、含碳酸的飲料，都很容易導致骨質流失。
7. 日照不足：日照太少會使維生素D_3不足。維生素D_3和副甲狀腺會互相制衡，副甲狀腺把骨骼中的鈣釋放到血液中，而維生素D_3則將血液中的鈣送入骨骼，兩者作用正好相反；當維生素D_3不足，副甲狀腺相對會升高，骨中的鈣就會不斷流失、形成骨鬆。現代人普遍維生素D_3不足，尤其是住在都會區的人，作息都在室內，一天下來幾乎沒照到多少太陽。即使是美國亞歷桑納州每日艷陽高照，幾乎可算是沙漠地區，但竟有70％的人維生素D不足。
8. 蛋白質攝取不均：蛋白質攝取過多和過少都會造成骨鬆。如果蛋白質過少、胺基酸不足，鈣無法順利進入血液中；但如果蛋白質攝取過多（尤其是動物性來源），由於磷過多，會造成酸性體質，促使身體從骨頭中拿出鈣或其他礦物質等鹼性資源，以中和體液的酸度。所以蛋白質不能太少也不能太多，適量就好。據研究，每吃100公克的蛋白質，必須攝取1公克的鈣，才能維持體質的弱鹼，並且避免骨質流失。
9. 活動量太低：不只是一般活動，還必須要有承重運動才能增加骨密度。因為承重運動可使造骨細胞變得活躍，進而增加骨密度。所謂的承重運動就是必須承受身體重量的運動，如健走、爬山、打球等。如果都不活動，身體肌肉就會萎縮，骨質也會流失。

10.營養素不足：鈣是骨骼的重要成分，但其他礦物質如：鎂、鋅、銅、鐵、硼、釩、錳，維生素A、D、E、K、C也都與骨質密度**密切相關**。要維持骨質密度，有各式各樣的生化反應要進行，而這些過程需要各種營養素來協助。

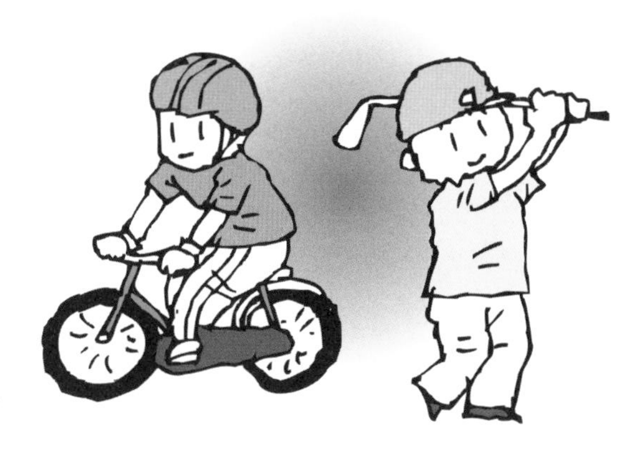

平時多做須承受身體重量的運動，可以增加骨質密度，預防骨質疏鬆症

11.重金屬累積：重金屬不僅會毒害人體，還會影響鈣的吸收，尤其是鎘和鋁，因為與鈣同屬二價（就是每個金屬離子帶二個正電），彼此會互相競爭，因此會導致骨質疏鬆。讓我感到憂心的是，這些毒素可說是防不勝防，像是2013年底台灣日月光排放廢水事件，就含有鎳、鎘等重金屬，光是這個工廠所污染的後勁溪，就灌溉了940公頃的農田和50公頃的魚塭，而這些受污染的農漁產品，可能早在不知不覺中，都已上了我們的餐桌。

12.胃酸不足：年長者胃酸下降，也會影響鈣質的消化吸收。值得一提的是，很多人以為自己是胃酸過多，事實上，以為自己是胃酸過多的人，竟有90％是胃酸不足。一般老人家胃口較差、口淡，就是因為胃酸和消化酵素都不夠。老人全身機能退化，更需要高密度的營養素來維持身體運作，如果胃酸不足會導致營養吸收和消化不良，進而影響全身機能，如此一再反覆，形成惡性循環。

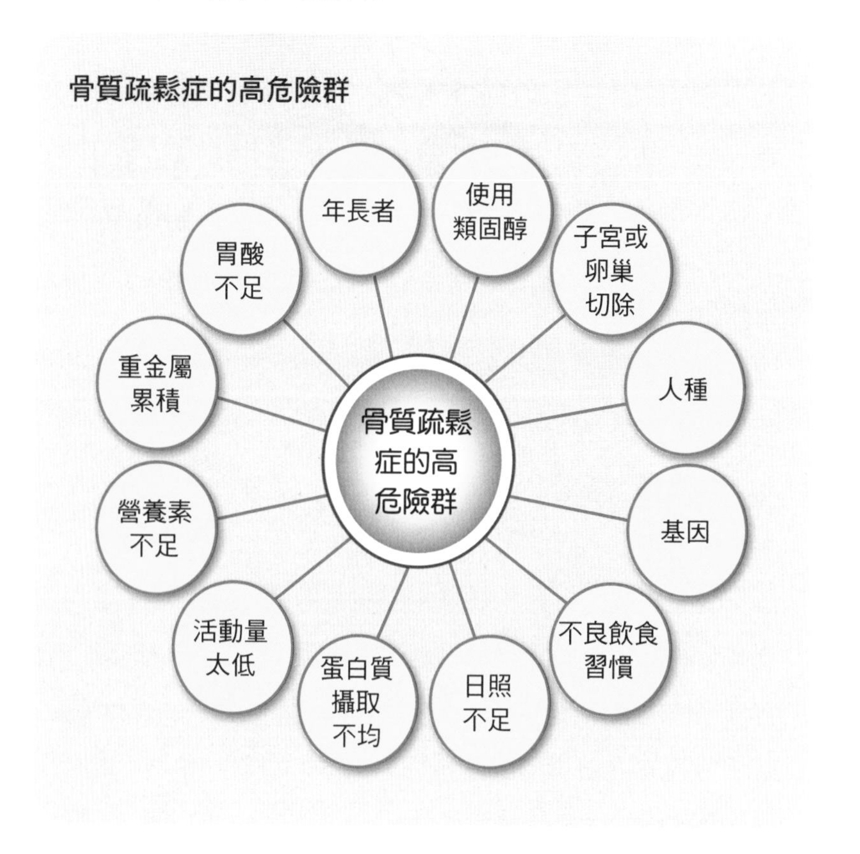

CH 9-2 幫助逆轉的 5 個骨質調理法

一般西醫認為，人體骨質在35歲左右達到顛峰，此後一旦流失就無法再回復，頂多只能預防繼續流失。事實上，骨質流失並非無法逆轉，自然醫學有許多成功逆轉骨鬆的案例，只要透過「全方位的調理」，無論幾歲都可以改善骨質！

什麼是「全方位的調理」？首先要掌握傳統補鈣的4個要點：**多吃深綠色蔬菜、黃豆製品，並且常曬太陽和多運動**。當然，身體運作也必須調到最佳狀態，像是調整酸鹼體質、避免菸酒、咖啡因、飲料等不良飲食習慣，注意肝腎等器官的健康狀況等，除此之外，還需把握以下幾個重點，才能面面俱到：

方法1 足夠的鈣質

現在的蔬果很多都是化肥種出來的，營養大不如前。1989年的地球高峰會議便已提出，有些先進國家的蔬菜和土壤中的礦物質已流失達80%。就算是有機種植，也要考慮土壤反覆耕種，導致營養流失的問題。因此，很多人雖然每天吃蔬果，但其實是在吃「空殼蔬果」，有必要另外補充營養素。對於缺鈣的人來說，補鈣就是當務之急，如果希望有立竿見影的效果，我會建議選用胺基酸螯合鈣。若是身體狀況不錯、胃酸足夠，又能找到膜衣不會太厚、賦形劑也沒有太多的碳酸鈣，當然也可試試。我也要再度提醒，無論補充哪一種鈣，一定要同時補充鎂，才能避免腎結石。

方法2 補充維生素D_3

鈣要從血液進入骨骼需要維生素D_3，而**每天只要體表面積的80%能充分曬太陽20分鐘，就能合成1日所需的維生素D_3**；只可惜大多數現代人因生活習慣使然，日照嚴重不足，體內維生素D濃度不夠，若要迅速改善，額外補充便是一個簡單的方法。

不過，維生素D過量是有毒性的，我向來只建議補充較無毒性的維生素D_3。但畢竟它是脂溶性維生素，身體不容易排出，因此補充之前，一定要先驗血中的維生素D_3濃度，如果濃度在10～30ng／ml者，每天可補充5,000國際單位（IU）；10ng／ml以下者，必須補充10,000國際單位（IU）。同時每3個月要定期檢測，盡量將濃度維持在80～100 ng／ml，若超過100 ng／ml就要大幅調降劑量，以免過量。

我行醫多年發現，**血中維生素D_3若小於20ng／ml，不但容易骨質疏鬆，而且免疫系統會較差，容易感冒甚至得癌症**，我有很多癌症病人的血中維生素D_3都＜10ng／ml。從主流西醫的標準來看，維生素D_3濃度30 ng／ml以上就算正常（正常值30～100 ng／ml），但自然醫學向來認為70～100 ng／ml才足夠，最近甚至將標準提高到80～100 ng／ml。

表 9-4 血液中維生素 D_3 代表意義 & 建議補充劑量

血中維生素 D_3 濃度（ng／mL）	代表意義	建議補充維生素 D_3 劑量（IU）
0 ～ 10	< 20 者容易骨鬆，且免疫系統較差、容易感冒，甚至是易得癌症的高危險族群。	10,000
10 ～ 30		5,000
30 ～ 100	主流西醫認為正常	因人而異
70 ～ 100	自然醫學認為正常	因人而異

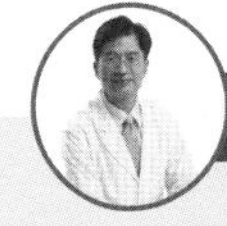

陳博士小講堂

Ipriflavone（骨黃酮）也可幫助鈣進入骨骼

除了維生素D，研究發現大豆所含的 ipriflavone（中文學名是7-異丙氧基異黃酮，我將它簡稱為骨黃酮），也可以幫助血鈣進入骨骼，若想儲存骨本，也可考慮購買此類的營養品。

方法3 補充有機綜合維生素

先前提到，要維持骨質密度，身體必須進行各式各樣的生化反應，而這些生化反應的運作則需要各種營養素來協助，所以補充綜合維生素，對促進骨骼健康也有幫助。市面上綜合維生素琳瑯滿目，以人工合成占絕大多數，我建議只選用天然綜合維生素。而為了達到最佳效果，避免不必要的副作用，我會建議選用由美國農業局有機認證，從有機蔬果萃取出來的綜合維生素（USDA organic certified multi-vitamins）。

方法4 補充天然黃體素

更年期女性因雌激素減少，所以容易流失骨質，這時可考慮補充雌激素。但研究證實，補充人工雌激素會提高乳癌風險，所以美國正統的自然醫學醫師只會建議補充天然黃體素，也就是從動物身上取出的天然黃體素，然後製成口服型式或乳膏型態。我在美國診所十多年來使用的是乳膏型態，外觀和牙膏很像，每天晚上擠約一個黃豆大的乳膏，塗抹在手腕或脖子，經皮膚吸收。有更年期症狀困擾的女性使用一陣子後，不僅可大幅改善心悸、盜汗、潮熱、緊張、失眠等問題，骨質密度也可提升。

方法5 調整酸性體質

身體中的體液，血液只占5%，其他95%為細胞內液和組織液，而酸性體質就是組織液偏酸。不論是血液、細胞內液或是組織液，只要偏酸（可能是酸化食物吃太多，也可能是酸性代謝物產生太多），身體就必須用鹼性的礦物質中和它，不夠時就會從骨骼中提取鈣質，進而造成骨質流失，所以要改善骨質疏鬆，就必須少吃酸化食物、多吃鹼化食物（請見第8章「尿酸」第189頁），並大量補充礦物質。

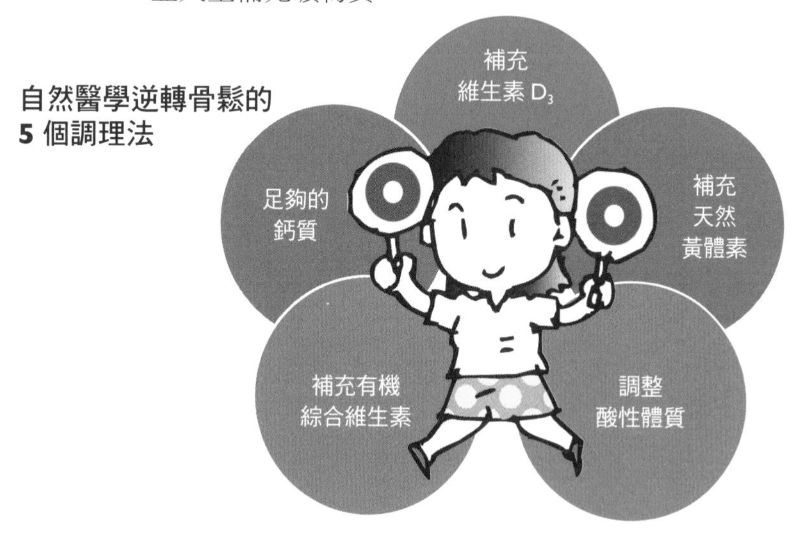
自然醫學逆轉骨鬆的
5 個調理法
補充
維生素 D_3
足夠的
鈣質
補充
天然
黃體素
補充有機
綜合維生素
調整
酸性體質

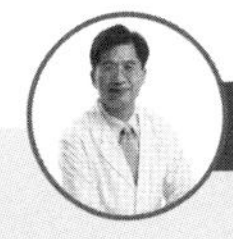

陳博士小講堂

中醫這樣補鈣

改善骨質疏鬆當然也可以用中藥調理。在中醫觀點中，腎主骨，所以腎虛的人容易有骨質疏鬆問題，然而這個腎所指的並不只有腎臟，還包括了腎上腺、腦下垂體、下視丘、生殖器官。仔細辯證體質，弄清楚是腎陽虛還是腎陰虛，妥善開立補腎的中藥方，再加補骨脂、杜仲、牛膝等強筋骨、壯腰腎的中藥，就可以改善骨鬆。

由於我在台灣和美國有多張醫療執照，診療病人時，常常會整合自然醫學、中醫、西醫的方法，有不少病人曾經問我：「到底是吃中藥好，還是補充營養品比較好？」這個問題真是見仁見智，每個人情況不一樣，其實兩者都很好，甚至並用會更好。

以骨質疏鬆這個問題來說，補充鈣片和維生素 D_3，是直接補充身體所需的原料；但如果是補中藥，雖然裡面沒有鈣、維生素 D，卻有很多已知和未知的天然成分，可以活化體內的各種細胞，在既有的營養條件之下，發揮最大的效果。所以，我通常會先給予營養補充，如果成效不彰或是遇到瓶頸，再用中藥來活化。

治病是一門藝術，可以千變萬化，有很多層次，並沒有一定的公式。逆轉骨鬆並不難，但難在於要洞悉每位患者的病因，然後根據不同的狀況調整，達到我所說的「全方位的調理」。若能徹底執行，即使 70 歲也可以有一身好「骨」氣，上山下海，樣樣都行。

骨質疏鬆對策比較一覽表

	一般醫師	Dr. Chen 自然醫學
數值看法	●檢測數值大於－1：正常 ●檢測數值介於－1～－2.5：骨質流失 ●檢測數值小於－2.5：骨質疏鬆	和一般西醫檢測相同
治療方式	認為 35 歲後骨質一旦流失無法逆轉，只能停止惡化	透過全方位調理，不管幾歲都可逆轉骨質疏鬆

拆解健檢紅字⑩：甲狀腺功能

第10章 明明有甲狀腺低下症狀，甲狀腺功能檢查卻正常？

健檢項目：血液——甲狀腺功能檢測

CH 10-1 一定要破解的2個甲狀腺迷思與疑問

Q1 明明有甲狀腺低下症狀，為什麼甲狀腺功能檢查卻正常？

25歲的小敏，外表看起來正常，但免疫力極差，就算夏天也常感冒，而冬天更是她的夢魘，極度怕冷的她，只要一入冬，每天都得用毛衣、羽毛衣和發熱衣把自己包得緊緊的，此外還有指甲脆弱、髮量稀疏、嚴重的經前症候群等一籮筐「小問題」。但是她每年的健檢結果都相當正常，讓她就算有心想調理身體，也不得其門而入。

年近40的美玲則是發現脖子上的甲狀腺腫大，但到內分泌科門診抽血驗甲狀腺功能，報告卻一切正常，這讓她很疑惑：自己真的沒有甲狀腺問題嗎？

關於甲狀腺功能，最常見的檢驗項目是T_3與T_4兩種甲狀腺素；T代表甲狀腺，數字則代表其含碘的數量。在血液中流動的甲狀腺素有90%為T_4，活性很低，幾乎沒有作用，但相當穩定，壽命約有7天；而剩下的5%是T_3，是有活性的甲狀腺素，效力為T_4的3～8倍，但是不穩定，壽命只有1天。

一般醫師認為，T_3、T_4太多，就是甲狀腺亢進，而T_3、T_4太少，即為甲狀腺低下，因此很多人一看到T_3、T_4數值正常，就認為自己沒有甲狀腺問題。但事實絕非如此，因為**80%甲狀腺低下的患者，抽血檢驗T_3 、T_4都是正常的，甚至連TSH也是正常的**；換句話說，甲狀腺功能的檢驗結果只能做為參考。

肝臟的轉換功能才是癥結

為什麼會這樣？這得從甲狀腺與T_3、T_4之間的關係說起。甲狀腺是位於脖子上、氣管前方像盾甲的腺體，所以才稱為「甲狀」腺。甲狀腺負責分泌甲狀腺素，然後藉由血液運送到全身，調控新陳代謝，讓人體能維持一定的體溫與細胞能量。

為什麼血液中大部分的甲狀腺素是沒有活性的T_4，而不是有活性的T_3？這就是身體的奧祕之處：T_3雖然有活性，但如果只靠它來啟動細胞，分泌一多代謝會迅速加快，分泌一少代謝馬上會變慢，新陳代謝不穩定，對身體很不好。因此，聰明的身體分泌了T_4來周遊全身，等到有需要時，再酌量把T_4轉變成T_3來發揮作用。

這就好像出國旅遊要兌換外幣一樣。例如，我要到日本旅遊，隨身帶了新台幣15萬元。我不確定這趟旅遊要花費多少錢，就先將5萬元台幣換成日圓。等到這5萬用完了，再拿少量

台幣換日圓。這個比喻當中，台幣就是T_4，是沒有活性的；而日圓就是有活性的T_3，因為在日本必須以日圓流通

那麼，如果身上的日圓花光了，只剩下台幣，但卻找不到銀行兌換，要怎麼辦？這種窘境，就是甲狀腺低下最大的問題點，但大多數的醫師和患者，卻未能洞察這個道理。所以，我要把這個問題說明清楚，希望有助大家釐清癥結：**假使一個人的甲狀腺功能正常，血液的T_4濃度也正常，但肝臟無法把T_4轉成T_3，那麼，他的身體就會有甲狀腺低下的症狀**。肝臟的轉換功能，扮演了一個祕密的關鍵角色，只是目前還無法檢測肝臟轉換T_4的效率。

至於T_4為何無法在肝臟順利轉變成T_3？這部分的作用機轉尚不清楚，但自然醫學認為與身體的毒素過多、西藥干擾，或是其他未知的因素有關。因為不能轉換，而且也無法精確判斷，所以許多人的T_3、T_4，甚至TSH等甲狀腺檢測都正常，但有高達80%的甲狀腺低下患者未能被確診，每天飽受症狀所苦。尤其在台灣，有高達70%的人是中醫所謂的寒性體質，比較怕冷，很可能和甲狀腺低下有關，但抽血卻驗不出來異常。

總之，甲狀腺素的作用機制非常複雜，血液檢驗也很難反映出一個人到底有沒有罹患甲狀腺低下。主流西醫雖然研發出一系列的甲狀腺相關檢驗項目，包括傳統的T_3、T_4、TSH，以及更先進的T_3U、FTI、FT_3、FT_4、antiTPO、antiTBG、thyroglobulin、calcitonin、掃描放射線點等等。但即使檢驗繁瑣，判讀複雜，終究還是很難一窺全貌。

陳 博 士 健 康 進 階 班

從自然醫學看甲狀腺功能低下

很多人以為甲狀腺低下的症狀，是因為甲狀腺素分泌不足所致，真的是這樣嗎？我們可以從足球比賽來思考這個問題：踢足球沒有得分，是因為發球員沒有把球發好嗎？答案是不一定，因為隊員要將球送進門，必須經歷發球、傳球、進門三個關卡，任何一個關卡失誤了，都不能得分。

甲狀腺的問題也是如此，大多數人都只知道，甲狀腺素分泌不足，會產生甲狀腺低下的症狀，像是怕冷、疲倦、傷口癒合慢、皮膚乾燥、落髮嚴重、指甲脆弱、體重上升、反應緩慢等。但是，分泌不足只是原因之一，根據自然醫學的專業知識，我歸納出甲狀腺低下的症狀，總共有以下 3 個成因：

❶合成異常：甲狀腺素合成異常，導致甲狀腺素不足，這是一般西醫檢測可發現的原因，但比例不高，只占總病患人口的 20%。

❷轉換異常：甲狀腺素 T_4 轉換 T_3 的過程異常，也就是 T_4 無法順利轉換成 T_3，導致無法產生效用。

❸受體異常：細胞膜上接收甲狀腺素的受體敏感性低。受體敏感性低，會使甲狀腺素與細胞膜上受體接合後，細胞依舊無法發揮正常細胞接收到甲狀腺素後該有的反應。

我們可用「訪客按門鈴」來比喻：當訪客（甲狀腺素）來拜訪時，會按門鈴（受體）請主人來開門（細胞內部反應），但門鈴（受體）壞了，無論訪客（甲狀腺素）如何按門鈴（受體），主人都不知道訪客（甲狀腺素）到了，所以當然不會

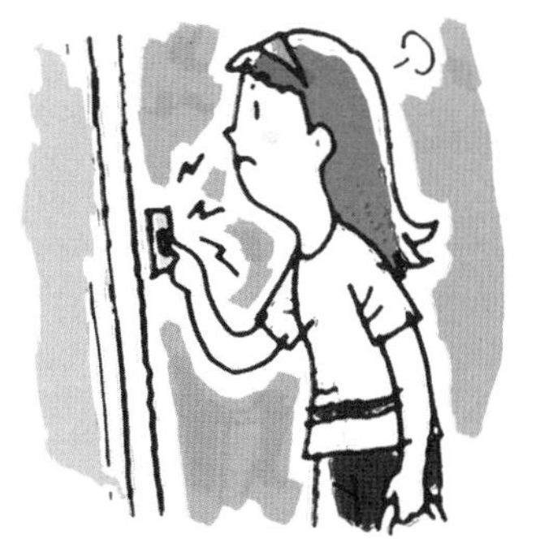

細胞膜上接收甲狀腺素的受體敏感性低，就像門鈴壞了，怎麼按都不會有人來開門

開門（細胞內部無反應）。

綜合以上因素，我們可以了解，甲狀腺功能低下的問題有分泌、轉換、受體這三道關卡，只要其中一個出問題，新陳代謝就會低下。一般的抽血檢查，只查 T_3、T_4、TSH 是不夠的，因為這些數值只能檢查到「分泌」的關卡，難怪有 80% 的患者無法透過抽血確診。至於「轉換」和「受體」，就我所知，還沒有方法可以得知。根據我的指導教授、美國最權威的營養醫學專家蓋比醫師（Alan Gaby, MD）數十年經驗，目前診斷甲狀腺低下，最準確的依據是臨床症狀（請見第 228 頁），而不是抽血。

Q2 檢驗TSH，就能準確判斷甲狀腺異常？

一般在檢查甲狀腺功能時，通常會同時驗T_3、T_4、TSH。TSH是甲狀腺刺激素（thyroid stimulating hormone），由腦下垂體分泌，目的是刺激甲狀腺分泌甲狀腺素。另外，還有TRH甲狀腺釋放激素（thyroid releasing hormone），由下視丘分泌，目的是命令下視丘分泌TSH。

身體的運作模式是一層管一層，像是皇帝管大臣、大臣管人民。當身體末梢偵測到T_3、T_4不足時，就會回報給大腦，下視丘就分泌TRH，接著腦下垂體就分泌TSH，然後甲狀腺就會分泌T_3、T_4。身體是利用這種回報系統，來保持荷爾蒙的平衡。

根據醫學教科書的說法，若是甲狀腺低下，T_3、T_4數值會偏低，TSH會偏高。但有經驗的醫師都知道，看TSH會比T_3、T_4準確一些。不過事實上，**TSH和TRH的準確度與T_3、T_4一樣，都只能做為參考**。臨床上發現，很多甲狀腺低下患者的TSH值正常，而沒有升高，這是因為腦下垂體疲乏了，無論甲狀腺素多低都無法再刺激腦下垂體分泌TSH了。2003年，美國內分泌學會便將TSH的檢驗標準值，由原先的5uIU／ml下修為3uIU／ml，因為很多人的腦下垂體疲乏了，TSH分泌不夠，只好降低門檻。按照這個新標準，目前美國約有20％的人口有甲狀腺低下的問題，算是相當普遍的疾病。

T_3、T_4、TSH、TRH 的運作是環環相扣

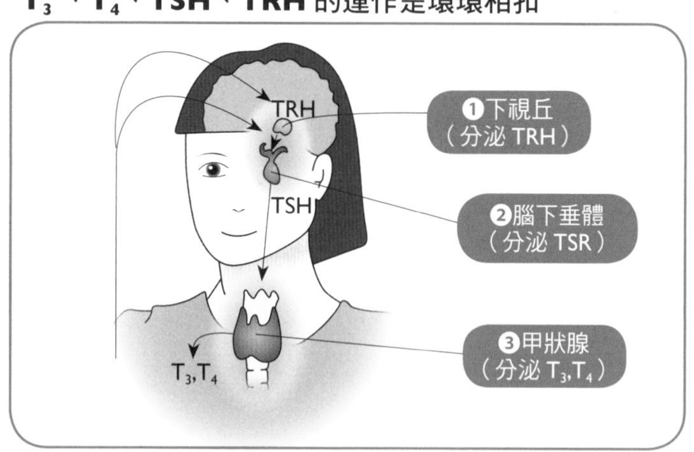

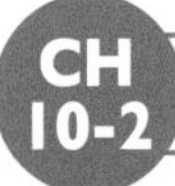

不可不知的 2 個甲狀腺功能新觀念

重點1 甲狀腺低下只能從症狀判斷

甲狀腺低下是隱藏的大問題，但是依照現行的診斷方式，有80%的甲狀腺低下患者是抽血驗不出來的。很多人只知道自己怕冷，但不知道原因，還以為是自己身體虛、遺傳或營養不夠，殊不知這可能是甲狀腺功能低下所引起。

現代醫學診斷疾病的依據仍有不足之處，所以「身體不舒服，檢驗報告正常」的案例屢見不鮮。這十多年來，我遇過不少病患，他們的身體明明有問題，但因為檢驗報告正常，醫師便堅持他們沒病，甚至可能認定是病人的心理作用所致。我能體會這些人的真實感受，因為我也有類似經驗：我27歲時心臟常會莫名疼痛，西醫診斷我的心臟沒問題，頂多只是成長痛（growing pain）。但當時我已經27歲，早已發育完畢，怎麼會有成長痛？那次經驗，讓我對主流醫學又加深不少疑惑。多年之後，當我整合了自然醫學、中醫，以及我的老本行西醫復健，才漸漸釐清許多問題的癥結點，包括那陣子心痛的原因也終於恍然大悟。我想請大家思考一件事：到底該相信身體的感覺，還是相信檢驗報告？

「甲狀腺功能低下」自我檢測

回歸到甲狀腺低下的問題，一般人都知道眼凸、心悸、消瘦、多汗、顫抖、失眠等是甲狀腺亢進的症狀，卻不知道甲狀

表 10-1 甲狀腺低下的症狀檢測

□怕冷、畏寒、體溫較低	□疲憊	□免疫力低（易感冒、易受感染）
□稍微一冷就會不舒服，易手腳冰冷		□思考變慢、反應遲緩、健忘
□早上起來有點頭痛，活動一下就好了		□容易掉髮、體毛較少
□腸胃蠕動變慢，雖然有吃蔬菜、喝水、補充腸益菌，但仍容易便祕		
□體重上升	□皮膚乾燥、脫皮	□掉髮嚴重
□指甲脆弱	□傷口癒合慢	□經前症候群嚴重、月經量異常
□腳踝水腫、有眼袋	□不孕	□性慾低（男性）、流產（女性）
□季節性的憂鬱症 □表情冷淡 □肌腱反應變慢	□膽固醇偏高 □頭暈、頭痛 □舌頭變大	□眉毛後三分之一無毛 □心跳變慢、變弱 □注意力難集中

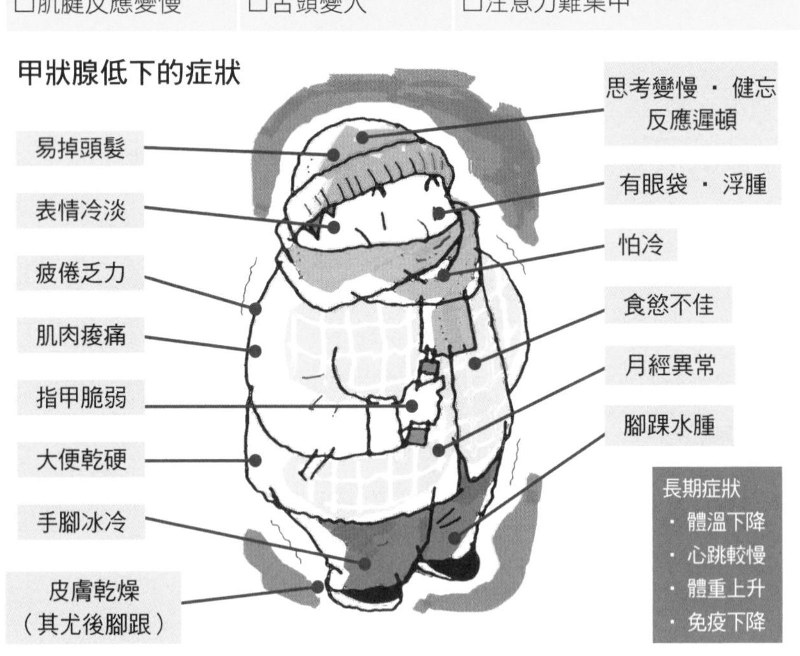

腺低下也有一系列症狀，只要具備幾項表10-1的症狀，就可合理懷疑自己有甲狀腺低下的問題。

如果發現自己有甲狀腺低下的症狀，要如何進一步確診？如前所述，甲低和一般疾病的診斷很不一樣，抽血數值不能做為診斷依據。從我的自然醫學訓練來看，甲狀腺低下的黃金標準診斷，就是用「治療」來做為診斷；也就是說，如果發現有甲狀腺低下的症狀，就直接補充天然甲狀腺素來治療，1、2個月以後若有改善，就可以確定有甲狀腺低下。

我曾提過，貧血絕對不能以治療當診斷，但是甲低卻要「以治療當診斷」，再度證明了人體很奧祕，醫學真的很複雜。

重點2 服用天然甲狀腺素，以「治療」做為診斷

診斷甲狀腺低下的黃金標準，就是用「治療」做為診斷，也就是直接補充甲狀腺素。從自然醫學的立場，我建議補充天然甲狀腺素。目前全台灣只使用人工甲狀腺素，藥局和醫院並沒有販賣天然甲狀腺素，而美國大部分的正統自然醫學醫師和少部分的西醫則偏愛天然甲狀腺素。

補充甲狀腺素，天然ㄟ尚好

根據美國營養醫學權威蓋比醫師（Alan Gaby, MD）數十年臨床經驗發現，平均每6個甲低病人，只有1個適合使用人工甲狀腺素，而其他5人使用人工甲狀腺素會有副作用或不舒服感，換成天然甲狀腺素後就會非常舒暢，且症狀可獲得大幅改善。

為何人工甲狀腺會讓人感到不適且未必有效？據我分析，是因為人工甲狀腺只含T_4，然而很多甲狀腺低下患者並非是甲狀腺素T_4不足，而是T_4轉換為T_3的過程出問題，對於此類病患，人工甲狀腺素是沒有效果的；此外，人工甲狀腺素是純化的單一成分，沒有其他成分可以輔助和制衡，因此效果有限且副作用較多。

從自然醫學的角度來看，天然藥物比人工藥物來得安全、副作用少。事實上，很多西藥也是源自天然藥物。我們從西方醫學史上第一個甲狀腺低下黏液水腫的案例，便能證實這一點：

46歲的S女士因嚴重甲狀腺低下產生黏液性水腫，隨時都有死亡的可能，1891年2月12日，英國醫界決定為她注射天然的甲狀腺素液（使用新鮮的綿羊甲狀腺浸泡在甘油中製成），1周2次，每次1.54cc。3個月後，病患水腫消退，且所有的甲狀腺低下症狀皆獲明顯改善。這位女士的餘生都使用天然甲狀腺素，只是劑量調降，並改成口服，1周6次，直到1919年去世前都很健康。可見，西醫在一百多年前就是用天然甲狀腺素來治療患者，而且非常成功，沒有副作用。天然甲狀腺素是從豬羊等動物身上的甲狀腺所萃取出的成分，組成和人類的甲狀腺素非常類似，而且是「複方」，裡面有T_3、T_4、碘等等天然甲狀腺裡面該有的物質。從自然醫學角度來看，複方永遠比純化的藥物更好。

臨床上，輕微的甲狀腺低下症狀，會先讓患者從低劑量32.5mg／d開始補充，如果症狀嚴重，可能直接給予65mg／d或更高劑量。10天之後，若病人狀況無好轉且無任何不適，補充劑量就會增加一倍；1個月後若依然沒有動靜，就再加30mg／d或一倍的量，直到症況改善；過程中若出現心悸等副作用，便會降低劑量或停止補充。

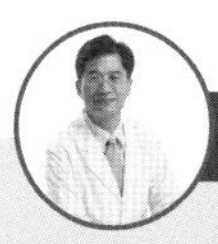

陳博士小講堂

為什麼大多數西醫不採用天然甲狀腺素？

主流西醫認為天然甲狀腺素中含有 T_4 與 T_3，會讓體內 T_3 濃度大量增加造成副作用，且 T_3 半衰期短，當 T_3 消耗殆盡後，身體又會出現甲狀腺低下的反應，使體內 T_3 濃度忽高忽低。因此，他們多半建議使用人工甲狀腺素，認為人工甲狀腺素是補充 T_4，身體有需要時會自行轉換為 T_3，但不建議直接補充 T_3，因為體內 T_3 濃度過高會產生甲亢症狀。

事實上，很多甲狀腺低下是 T_4 轉換為 T_3 的過程出問題，補充 T_4 並沒有效果；至於天然甲狀腺素不只含有 T_4 與 T_3，而是一種甲狀腺的複方成分，各成分間會相互輔助和制衡，所以臨床證實，使用天然甲狀腺素不會有 T_3 濃度不穩的問題，反而是使用人工甲狀腺素，會產生更多副作用。

陳博士聊天室

藏在天然甲狀腺素下的祕密

既然天然甲狀腺素那麼有效，為什麼不太被醫藥界重視？主要原因在於：天然成分無法申請專利（只有人工合成藥物才可以），利潤不佳，比較不受藥廠青睞。而讀者可能不知道，人工西藥當中至少有60%是源自天然藥物，經科學家研究純化後，再改製成為人工合成藥物。如此一來，藥廠便能申請專利，獨家壟斷，價錢也會比天然藥物貴上許多倍。

台灣目前也未開放使用天然甲狀腺素，我曾想大力推廣，但發現必須以新藥來申請，得花費龐大的金錢和時間，若不是大藥廠恐怕很難辦到。我在美國行醫多年，深深感慨有很多效果好且無副作用的天然藥物和營養品，由於不在台灣的藥品或食品名單上，所以不能合法使用。我要特別呼籲，希望台灣醫藥界正視甲低盛行的現況，推動天然甲狀腺素的進口，也希望台灣的法令可以合情合理，跟上世界腳步。

CH 10-3 幫助調理甲狀腺機能的5個替代方案

治療甲低最有效、最直接的方法，就是補充足量的天然甲狀腺素。可惜的是，台灣民眾無法在市面上或醫療院所取得天然甲狀腺素，頂多只能向美國的廠商訂購，但是天然甲狀腺素在美國屬於藥物，不能自由買賣，必須要有醫師處方。有鑑於此，我列出一些方法，讀者可透過中藥、營養素、飲食等方式來調理甲狀腺機能，雖然和天然甲狀腺素相比，效果略遜一籌，但仍然值得試試。

方案1 採用促進新陳代謝的中藥

採用熱性補藥來加強新陳代謝，如：十全大補湯、腎氣丸（桂附地黃丸）、右歸丸、附子理中湯等等，同時可搭配針灸和運動，加強藥效。

方案2 額外補充營養素和礦物質

1. 天然綜合維生素：首先是補充高品質的天然綜合維生素。因為維生素B_1、B_2、B_3可幫助粒腺體產生能量，而許多生化反應需要礦物質做為輔酶，特別是T_4轉成T_3時所要的營養素，如：維生素B_{12}、葉酸、礦物質鋅、硒、銅、鐵等。事實上，不只甲狀腺低下問題，我認為每個人都應額外補充綜合維生素，因為全球農地過度耕種，許多蔬果所含的營養成分大幅下降，就算吃了很多蔬果，維生素與礦物質還是不夠，外食族就更不用說，不僅蔬果攝取不足，還吃下很多加工食物與食品添加劑。

   我在美國診所使用的，是經美國政府有機認證的天然綜合維生素，但台灣、中國、新加坡、馬來西亞市售的綜合維生素，有99%是人工的，因此讀者在選購前，一定要多加留意。

2. 碘：甲狀腺素中含碘，因此若體內缺碘，甲狀腺素合成就會減少，造成甲狀腺低下。想知道自己有無缺碘，有個簡單的檢測方式：將2%的優碘塗在手肘內側，若在48小時內有消退跡象，代表缺碘，應特別補充。

3. 排毒配方：使用排毒配方，活化肝臟、排除毒素後，肝臟裡面T_4轉T_3更有效率，甲狀腺功能可慢慢改善，各種荷爾蒙的效率也會提升。（詳細的排毒配方介紹，請見第147頁的超級排毒配方。）

4. 酪氨酸：酪氨酸（tyrosine）可幫助T_4轉成T_3，可適度補充。

表 10-6 改善甲狀腺低下，你需要這些營養素

營養素	說明
碘	補充 200 ～ 500μg／d，碘是構成 T_4 與 T_3 的原料，碘不足時，身體便無法合成甲狀腺素
B 群	使用超級排毒配方，可以補充 B 群，也可協助身體排除毒素
β - 胡蘿蔔素	10000 ～ 25000IU ／ d，不過 β - 胡蘿蔔素為脂溶性維生素，補充時要注意用量
鋅	15 ～ 30mg ／ d，但同時也要補充銅，以免造成銅缺乏
鎂	400 ～ 500mg ／ d
硒	200 ～ 250μg／d
omega-3	每天最少要有 2 公克
酪氨酸	300 ～ 1000mg ／ d
鐵	18mg ／ d，很多甲狀腺低下患者，因月經量大，易有缺鐵問題

方案3 調整飲食內容

1. 多加熱性佐料：如蔥、薑、蒜、胡椒、肉桂等，不需要額外吃，只要加在平時的湯飯菜裡即可；當然，平時多喝粉薑茶也有幫助。
2. 補充富含蛋白質與碘的食物：如魚、肉、海帶、內臟、雞蛋等，可幫助甲狀腺素合成。
3. 減少攝取十字花科蔬菜、花生、松子、小米、水蜜桃、豌豆：這類食材與抗組織胺藥物、含硫藥物一樣，都會抑制甲狀腺素生成。
4. 服用甲狀腺素（無論天然或人工）時：要避免與碳酸鈣、鐵劑、黃豆製品一同使用，否則會干擾甲狀腺素，需間隔2個小時以上再補充。

方案4 勤運動、多曬太陽

每次運動30分鐘，1周3次以上，且運動時一定要曬太陽，可以透過運動增強細胞膜受器的敏感度，並加強血液循環，而且日照能讓身體產生維生素D_3、增加T_4（冬天日照不足時，建議使用全光譜燈泡）。此外，建議多做有氧運動，如：爬山、健行、慢跑，除了促進血液循環，還可刺激末梢的T_4轉成T_3，加強局部的新陳代謝。

方案5 適度紓壓

甲狀腺與腎上腺息息相關，因為壓力會造成腎上腺皮質醇上升，使末梢循環下降並增加rT3生成，而rT3不但沒有作用，還會對抗真正的T_3，引起甲狀腺低下。因此要注意紓壓，當壓力下降時，腎上腺皮質醇和rT3也會跟著下降。

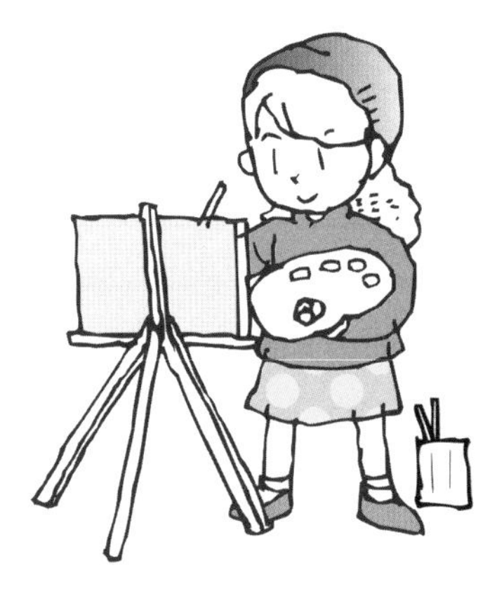

找到紓壓管道適度的紓壓，可降低腎上腺皮質醇，避免甲狀腺低下

甲狀腺低下對策比較一覽表

	一般醫師	Dr. Chen 自然醫學
判讀依據	依 T_3、T_4 和 TSH 等數值判定	因 80%甲狀腺低下的患者，抽血檢查 T_3、T_4 甚至 TSH 都呈現正常，主要依據甲狀腺低下的症狀進行判斷，報告只做為參考
治療方式	人工甲狀腺素	天然甲狀腺素

拆解健檢紅字⑪：類風濕因子（自體免疫相關檢測）

第11章

得了自體免疫疾病，終身都無法痊癒？

健檢項目：血液——類風濕因子（自體免疫相關）檢測

CH 11-1 一定要破解的3個自體免疫迷思與疑問

Q1 自體免疫因子過高或呈陽性，就是得了自體免疫疾病？

「爬山？不行啊！我前陣子做全身健康檢查，發現有紅斑性狼瘡，所以不能曬太陽，以後這種戶外活動，就別找我了。」25歲的王小姐做了健檢，發現ANA呈現陽性反應，才知道自己是紅斑性狼瘡患者，從此不敢再參加戶外活動，深怕病情發作。

42歲的古先生是電腦工程師，每天都得長時間坐在電腦前寫程式，這2年來常覺得全身僵硬痠痛，沒想到員工健檢查出他RF類風濕因子指數過高，他很擔心自己罹患類風濕關節炎，有一天會不良於行。

類風濕性關節炎（RA）、紅斑性狼瘡（SLE）、僵直性脊椎炎（AS），以及牛皮癬、膠原病、硬皮症、乾燥症……等病名，常讓人似懂非懂、望之生畏，而且好像都互不相干，其實它們都是屬於自體免疫疾病。很多人在檢查類風濕因子RF、血清中的抗核抗體ANA、血清抗原HLA-B27等自體免疫相關因子時，如果數值過高或呈陽性，就以為自己有自體免疫疾病，事實上，這些檢測只能做為參考，而不能做為確診依據。

以類風濕性關節炎來說，一般西醫在檢驗時，一定會檢測RF類風濕因子。所謂的RF類風濕因子，是一種在血液中流動的抗體，會與免疫球蛋白IgG上的FC部位結合形成免疫複合體，進行破壞。臨床發現，類風濕關節炎患者有80%的RF類風濕因子會升高，因此若發現RF類風濕因子升高時，就可能有類風濕性關節炎，不過並不是絕對的，因為還有20%的類風濕關節炎患者，RF類風濕因子是正常的。

此外，RF類風濕因子也並非只在類風濕關節炎患者身上出現，像乾燥症患者，也有70%的RF類風濕因子會升高，所以RF類風濕因子並不具有專一性。也就是說，檢驗發現RF類風濕因子升高，代表可能有類風濕性關節炎，但也可能是乾燥症等其他疾病，甚至可能什麼事都沒有；其他如ANA、HLA-B27也是一樣的情形。

總之，當檢驗發現這類因子的數值過高或呈陽性反應，只能代表罹患自體免疫疾病的風險較高，但不一定有自體免疫疾病。因此不必太過緊張，應先了解是否有相關症狀，並搭配進一步的檢驗，才能真正確診。

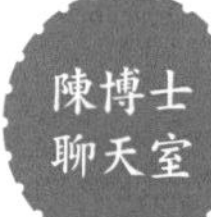

診斷，光憑檢驗報告還不夠！

隨著檢驗技術的發達，很多醫師在診斷時，有時會過度依賴檢驗數據。我曾遇過很多病患，只要皮膚紅紅的或有關節疼痛，醫師就會開始幫她們做一系列的自體免疫檢查，若發現因子偏高，就立刻告訴她們患有自體免疫疾病。但是，根據我在美國所受的醫學訓練，診斷一定要有足夠的病理證據，不能只是看檢驗報告。人體結構非常複雜，不是一加一等於二這麼簡單，疾病的診斷之所以必須由人（醫師），而不是由機器執行，就是因為有許多複雜的因素要考量，只可惜現在有很多醫師越來越依賴儀器，而不注重臨床判斷。舉例來說，急性盲腸炎可以經由徒手檢查和症狀而精確診斷，但這類診斷技術已經快要失傳，現在的醫師幾乎完全依賴超音波儀器，醫學院甚至不再教導徒手檢查技術。

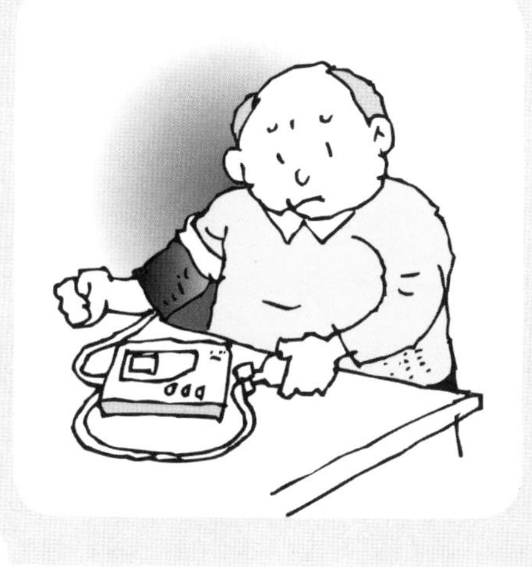

疾病診斷須由醫師判別，而非仰賴儀器，檢驗的數據應為輔助醫師做判斷的工具

記得我在美國上醫學診斷學時，教授曾說：「無論是影像、血液或其他任何檢查，所有的檢驗都只是輔助醫師做判斷的工具，不能代替醫師做診斷。」這句話，值得所有的醫師與病人牢記在心。檢驗報告只是參考用，診斷還是需要靠有經驗的醫師細心執行。

Q2 得了自體免疫疾病，終身都無法痊癒？

目前的主流醫學認為，自體免疫疾病就是自己的免疫系統「錯亂」，進而攻擊自己的身體，導致局部關節、皮膚、黏膜受損的一種發炎疾病。如果把免疫系統比喻成一個國家的軍隊，它的任務就是要抵抗並消滅外來侵犯者；自體免疫疾病則是國家的軍隊誤將國民當成外來者而發動攻擊，傷害了自己人。目前西醫還無法確定自體免疫疾病的成因，治療方法以壓抑免疫系統為主，缺乏治本的治療策略。因此，很多民眾和醫護人員都認為，若得到像紅斑性狼瘡這一類的自體免疫疾病，根本無法完全治癒。

然而，我從多年的臨床經驗發現，透過自然醫學療法，自體免疫疾病可以得到很大的改善，甚至有不少的治癒案例。最主要的原因在於，自然醫學真正認清了致病因素，並且能釜底抽薪。我認為自體免疫並非是自身的免疫系統錯亂，而是過敏原或毒素卡在關節、皮膚、黏膜裡面，導致白血球想要去清理毒素而產生的發炎反應。所以，首先要查出過敏原與毒素，並且盡量避開，接著要搭配抗過敏飲食與營養品，以及使用各式排毒方法幫助身體排毒，就能慢慢恢復健康。

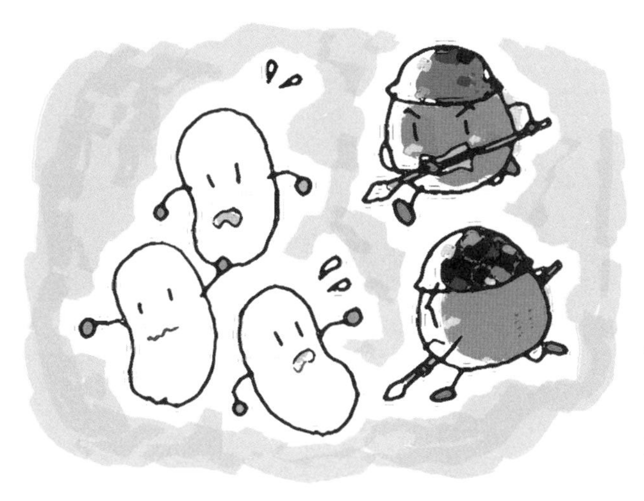

自體免疫疾病就像是國家的軍隊，誤將國民當成外來者而發動攻擊，傷害了自己人

Q3 自體免疫疾病患者，禁吃人蔘、黃耆等補品？

有人主張自體免疫疾病就是免疫過亢，因此不可再吃人蔘、黃耆、紫錐花等可提升免疫力的天然草藥，否則會讓情況更加嚴重。這種說法不但在主流醫學裡蔚為流行，在自然醫學和中醫界，也有不少人抱持相同看法。但是根據我治療自體免疫疾病和過敏疾病十餘年的經驗，我認為，這種說法在理論上似乎頗有根據，但在臨床上並非如此。

一般人認為過敏和自體免疫是免疫系統過亢，而常感冒和患有癌症是免疫低下，所以常感冒就要增強免疫力，而過敏就要抑制免疫力。但我發現，過敏和感冒可以同時發生在同一個人身上，那麼，這個人到底是免疫過亢還是低下？我的答案是兩者皆非。免疫系統非常錯綜複雜，不會是單純的過亢或低下，免疫系統出問題，就是出現混亂的失衡現象，而很多天然藥物，只要用得好，就可以撫平失衡的亂象。上述既感冒又過敏的患者，用紫錐花的效果會很好，如果他身體很虛，我也不忌諱使用人蔘或黃耆。中醫古書有一句話講得很好，「有是證，用是藥」，只要患者有體質或症狀上的需要，我會大膽地使用人蔘、黃耆、紫錐花，不但不會讓免疫過亢，甚至可以加速療癒過程。

不過，治病也不是那麼簡單，還要注意很多細節和竅門。例如，從中醫的角度來看，有過敏和自體免疫體質的人大多是虛的，但是，當症狀發作時，例如氣喘、花粉熱、皮膚紅疹正嚴重時，卻有表熱的證候，這時吃人蔘不但無效，有時還會使症狀加劇。這時我建議用維生素C和抗過敏的天然草藥，等到症狀緩解，過了急性期後，就可以用人蔘或花旗蔘來補氣，加速身體復原。

CH 11-2 不可不知的3個自體免疫新觀念

觀念1 環境中的過敏原&毒素，才是自體免疫疾病的主因

前文提過，我從自然醫學的角度來看，自體免疫疾病大多是

由過敏與毒素所引起。所有的症狀，都是免疫系統想藉由發炎來清除累積在局部的過敏原與毒素，沒什麼大不了。但是，因為患者沒有避開過敏原和毒素，讓它們不斷從飲食或環境中進入體內，加上睡眠與循環等障礙，使得身體無法解決問題，導致長期發炎失控，最後甚至引起關節變形或器官衰竭。

因此，治療自體免疫疾病，第一步就是檢驗過敏原，而且急性和慢性兩種都要驗，這部分稍後會有詳細說明。至於毒素，相信近來連環引爆的食安危機，已讓許多人開始注意到潛藏在食物中的毒素。除了飲食之外，環境中的毒素也不可忽視，不僅僅是大環境中的各種空氣和水源污染，連居家生活也可能含有許多恐怖毒素，例如新裝潢、新家具、新油漆、新衣服常含有甲醛等揮發性溶劑，會讓免疫系統產生干擾、錯亂，而誘發

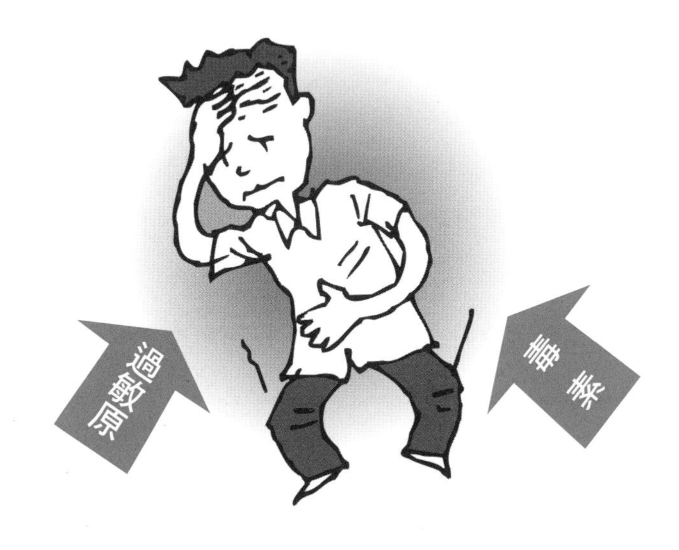

自體免疫疾病的人必須避開環境中的過敏原和毒素

過敏、發炎、出血、甚至細胞突變。所以，不僅是有自體免疫疾病的人必須避開環境中的過敏原和毒素，即使是健康的人，也絕不可忽略過敏原和毒素對身體的影響。

觀念2 比起測IgE，測IgG更能揪出潛在過敏原

檢測過敏原，必須同時檢驗急性和慢性兩種。「過敏」代表身體正在「發炎」，如果沒有好好處理，就容易引起免疫系統攻打自己的局部結締組織，演變成類風濕性關節炎、紅斑性狼瘡、僵直性脊椎炎、乾燥症等自體免疫疾病。

值得一提的是，大部分初次來找我諮詢的過敏或自體免疫患者，都曾做過敏原檢測，卻沒發現明顯的過敏原，這是因為他們只做了IgE急性過敏原檢測，而疏忽了更重要的IgG慢性過敏原檢測。

事實上，免疫學中的過敏反應共分成四型（請見表11-1），其中IgE主導的只是其中的第I型，而第II型和第III型都是由IgG所主導，所以，怎能不檢驗IgG呢？從表11-1中可明顯看出，自體免疫疾病和第III型的關係最為密切，如果只驗IgE，結果當然會有所偏離。

不管是過敏或自體免疫疾病患者，我通常建議兩種過敏原檢驗都要做，倘若必須有所取捨，則應以「IgG」慢性過敏原為主，因為IgE急性過敏原在接觸後就會立即發作，就算沒做，大部分的人也知道自己對什麼過敏，但是慢性過敏原是在接觸後幾小時甚至1、2天之後才會發作，症狀不會太激烈，一般人通

表 11-1 過敏反應有 4 大類型

種類	抗體細胞	病理機制	過敏原	過敏疾病	反應時間
第 I 型	IgE	肥大細胞去顆粒釋放發炎媒介物	·食物 ·塵蟎 ·藥物 ·花粉	·食物過敏、過敏性鼻炎 ·氣喘、蕁麻疹 ·異位性皮膚炎、濕疹 ·藥物過敏、全身性休克	立即
第 II 型	IgM IgG	抗體活化補體或 FcR+ Cells（巨噬細胞或 NK 細胞）ADCC	·藥物 ·他種血型 ·他人器官	·藥物過敏、慢性蕁麻疹 ·輸血錯誤排斥反應 ·器官移植排斥反應	立即
第 III 型	IgM IgG	免疫複合體卡在皮膚、關節、肺泡；活化補體	·食物 ·自體抗原 ·藥物	·食物過敏、自體免疫（類風濕性關節炎、紅斑性狼瘡） ·血管炎、腎炎 ·關節炎、肺臟疾病 ·移植、血清疾病 ·Arthus 反應、藥物過敏	延遲
第 IV 型	T 細胞	過敏原引發細胞激素 Th2 → 活化嗜酸性白血球	·食物 ·小麥麩質 ·昆蟲毒液 ·植物毒液 ·藥物 ·鎳 ·鎘	·食物過敏、乳糜瀉 ·接觸性皮膚炎（Th1 → 活化巨噬細胞） ·PPD 結核菌反應（Th1 → 活化巨噬細胞） ·慢性過敏性鼻炎（Th2 → 活化嗜酸性白血球） ·慢性氣喘（Th2 → 活化嗜酸性白血球） ·接觸有毒長春藤（CTL）、藥物過敏	延遲

常無法得知到底是什麼過敏原所致，這無疑增加了檢驗的必要性。

從表格中我們也可看出，IgG和第II型與第III型過敏都有關，涵蓋了急性和慢性過敏。如果長期接觸慢性過敏原，免疫系統會派遣壓抑型T細胞出來壓抑過敏症狀，使得過敏症狀不明顯，但卻會衍生一些看似和過敏無關的症狀，例如青春痘、黑眼圈、腸躁症、中耳炎、常感冒、關節炎、慢性疲勞、頭痛、情緒不穩、憂鬱等等，其實都可能是過敏所致，但如果不檢驗的話，很多人一輩子都不知道原來這些惱人症狀和慢性過敏原有關。

綜合以上所述，IgG過敏檢測是過敏和自體免疫患者必做的檢查，沒有人例外。

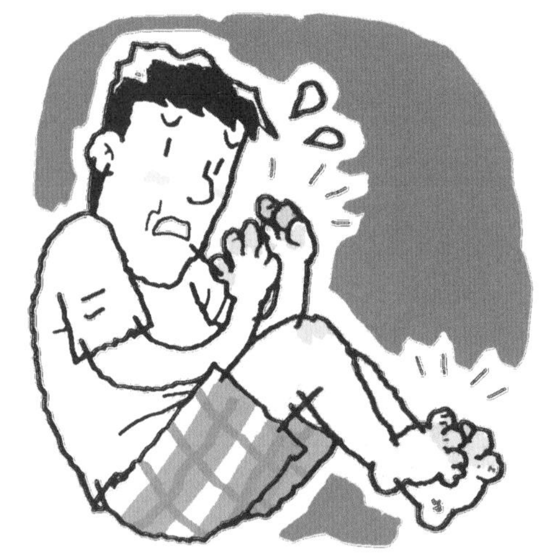

許多看似和過敏無關的症狀，其實可能都是過敏所引起的

觀念3 排毒配方+抗過敏營養品，有效治癒自體免疫疾病

人體內的抗體，原本是針對外來的抗原（如病毒）或體內不正常的細胞（如腫瘤細胞）進行攻擊與清除，是保護身體的一種生理機制。然而，患有自體免疫疾病時，免疫系統卻會產生抗體，以對抗體內正常組織，如此就會造成不正常的發炎反應，而形成傷害。一般西醫的標準療法是直接給予類固醇或免疫抑制劑，以壓抑免疫系統，然而這樣只能暫時消除症狀，無法根本解決問題。

自然醫學治療自體免疫的方法，效果頗為顯著，只要全方位調整，便能夠逐漸擺脫自體免疫疾病。

首先，必須找出致病的過敏原和毒素，避免繼續刺激，以降低身體的總負擔。其次，使用排毒配方，幫助身體清除毒素（和過敏原）。第三，搭配抗過敏的天然營養品，包括可以穩定肥大細胞、效果類似抗組織胺的維生素C與天然生物類黃酮（如玫瑰花瓣萃取、槲黃素、柑橘類黃酮等），以及幫助細胞膜更穩定的好油Ω3（omega-3）等。倘若常有腸胃道不適，則建議再補充腸益菌。最後，在急性期過後，可搭配花旗蔘調節體質。有些患者需要更大劑量的抗氧化劑，此時我會建議用天然硫辛酸和抗氧化水。

近幾年，我發現天然硫辛酸對於類風濕性關節炎有不錯的止痛效果，但劑量至少要每天400毫克。另外，自體免疫疾病患者

的腸胃功能和腎上腺功能常常明顯不足，若是如此，就要進一步以自然醫學的方式妥善調整。飲食方面也要特別注意，除了不要碰過敏食物之外，還要堅守「Dr. Chen基本飲食套餐」的原則（請見第8頁）。睡眠的質與量，更是要重視，因為人在睡眠時可修補受損組織。

若能面面俱到，大多數自體免疫患者都可逐漸改善，若能持之以恆，有相當高比例的人可在2年內痊癒。

自體免疫疾病對策比較一覽表

	一般醫師	Dr.Chen 自然醫學
判讀依據	RF、ANA、HLA-B27	同西醫
過敏原檢測	只做 IgE 急性過敏原檢測	● IgG 慢性過敏原檢測為主 ● IgE 慢性過敏原檢測為輔
應對 & 控管方式	類固醇、止痛藥、免疫抑制劑	●避開急、慢性過敏原 ●避開環境和飲食中的毒素 ●補充抗過敏營養品（維生素 C+ 生物類黃酮、Ω3 好油） ●補充腸益菌、天然硫辛酸 ●多喝抗氧化水 ●調整腸胃與腎上腺功能 ●堅守「Dr. Chen 基本飲食套餐」原則

第12章

腫瘤標記異常，就是長了腫瘤？

健檢項目：血液——腫瘤標記檢測

CH 12-1 一定要破解的2個腫瘤標記迷思與疑問

Q1 腫瘤標記異常，就是長了腫瘤？

「醫生，我的胃癌指數那麼高，怎麼辦？我會不會死啊？」40多歲的李小姐，日前收到健檢報告，其中腫瘤標記CA72-4的檢驗數值高於正常值，還用紅字標註著「胃癌篩檢」、「應盡速前往醫院檢查」。她擔心到吃不下、睡不好，也無法專心工作，短短2個月就瘦了3公斤。這段期間，她陸續到2家醫院做了胃鏡檢查，結果僅有輕微胃炎而已。雖然如此，她還是很憂心，總覺得「如果沒問題，腫瘤標記為什麼會過高？會不會是醫院沒仔細檢查？」

腫瘤標記（tumor marker）又稱為腫瘤指標，雖然不是一般健檢的常規項目，但因為惡性腫瘤多年來始終位居國人10大死因中的首位，許多人都會特別增加這項檢查。健檢中常見的腫瘤標記有AFP、CA125、CA153、CEA、PSA等，很多人一看到腫瘤標記超出正常參考值就很緊張，以為自己可能得癌症了！其實，不只是惡性腫瘤，**當身體器官發炎或出現良性腫瘤時，也可能導致腫瘤標記指數上升**。正因為造成腫瘤標記指數異常的原因很多，它不具有專一性，所以只能參考，讀者可不要被「腫瘤」這個名字給騙了。

腫瘤標記只是一個初步篩檢工具，它是指一個人身上有腫瘤時（例如惡性腫瘤），可以從血液檢驗發現的異常現象，其中包含癌細胞分泌的物質，以及身體正常細胞對腫瘤細胞產生的反應物質或代謝產物，例如：癌細胞表面抗原、荷爾蒙、特殊蛋白質、正常細胞既有的酵素等。不過，因為這些物質也可能是由正常細胞或良性腫瘤細胞所分泌，身體健康或沒罹癌的慢性疾病患者也可能會有，因此，**腫瘤標記指數高並不代表有腫瘤或癌症。事實上，即使腫瘤指數正常，也不表示一定沒問題**。臨床上有些患者的腫瘤已到很嚴重的階段，但是腫瘤標記還是在正常值。

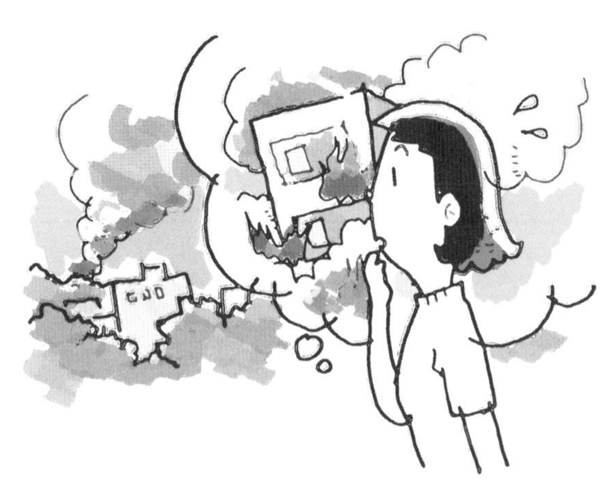

腫瘤標記指數高，就像遠方的天空冒煙，不一定是失火，也可能是農夫燒稻草。冒煙只是一個警報，提醒你要進一步做全面的檢驗、確診

陳 博 士 健 康 進 階 班

你應該認識的常見腫瘤標記

目前已知的腫瘤標記高達數百種之多，不過，有些是曇花一現，有些僅被使用在研究室裡，實際使用的並不多，以下是常見的幾種：

❶ AFP

正常參考值：<20ng／ml

AFP（α-Fetoprotein，甲型胎兒蛋白）是一種 α-1 球蛋白，是檢查胎兒異常的篩檢工具之一；而在腫瘤篩檢方面，則常做為初步篩選肝癌與生殖細胞癌症（卵巢癌、睪丸癌）的工具，當胃、食道、胰臟有腫瘤時，AFP 的數值也會上升。

❷ CA125

正常參考值：<35U／ml

CA125（Cancer Antigen125，癌抗原 125）是一種具有高分子量的醣蛋白，最早是做為檢查卵巢癌的腫瘤標記，後來發現當肺部、肝臟、胰臟有良性與惡性腫瘤時，都可能造成此指標上升。

❸ CA15-3

正常參考值：<35U／ml

CA15-3（Cancer Antigen 15-3，癌抗原 15-3）也是一種高分子量的醣蛋白，在乳癌患者的血液中發現，主要做為檢查乳癌的腫瘤標記。但大腸癌、胰臟癌、子宮頸癌、肝癌，或肝炎、肝硬化、卵巢或乳房疾病也可能導致 CA15-3 數值上升。

❹ CA19-9

正常參考值：<35U／ml

CA19-9（Carbohydrate Antigen 19-9，醣抗原 19-9）是一種黏液型醣蛋白，早期用來初步篩選大腸癌，但之後發現胰臟癌、膽管癌、肝癌、乳癌、肺癌等癌症，甚至良性腫瘤和某些疾病（如：阻塞性黃疸、肝衰竭、膽結石、糖尿病、肺病、子宮內膜炎）也會使 CA19-9 大量分泌。

❺ CA27-29

正常參考值：40U／ml

CA27- 29 跟 CA15-3 一樣可應用在乳癌的初步篩選與追蹤，但沒有專一性。

❻ CEA

正常參考值：<5ng ／ ml

CEA（Carcinoembryonic Antigen，癌胚胎抗原）是一種從胎兒及結腸癌組織中發現的醣蛋白，正常在胚胎由腸道、胰臟、肝臟所分泌，所以在許多種腫瘤發生時都會升高，如腸胃道癌症、子宮頸癌、肺癌、泌尿道癌等；不過它不是癌病的專利，如慢性氣管炎、胰腺炎、阻塞性黃疸及酒精性肝硬化等疾病，也可能導致 CEA 上升。

❼ PSA

正常參考值：<5ng／ml

PSA（Prostate Specific Antigen，攝護腺特異抗原）存在於攝護腺，是一種由攝護腺所分泌的醣蛋白，也是精液的主要成分。當攝護腺異常時，PSA 也可能出現異常，所以常做為初步篩選攝護腺腫瘤的工具，必要時可以再細看 Free PSA。不過，當子宮內膜、肝臟、肺部發生病變時，PSA 的指數也會上升。

Q2 腫瘤標記指數，可以用來判斷癌症嗎？

既然腫瘤標記指數高並不代表有腫瘤或癌症，那麼**腫瘤指標當然無法做為癌症的判定依據**。說到這裡，很多人一定會想，為什麼還要做這個檢查？其實，腫瘤指標還是有它存在的必要，但不是用來做診斷，而是用來做疾病的初步篩選與追蹤，這一點我會在下一節詳細說明。

那麼，癌症要透過什麼檢測才能判定？答案是「組織切片檢查」，**切片（biopsy）是醫學上診斷癌症的黃金標準**。一般來說，組織切片檢查可以手術切片或以粗針穿刺，取檢體然後透過顯微鏡觀察，因為癌細胞的外型和一般細胞不同，所以用顯微鏡觀察立刻無所遁形，而且要確定是什麼癌症、第幾期等，都可從組織切片看出來。

不過，有些部位因為無法做切片（例如大腦），這時可能要以腫瘤指標來輔助診斷，同時搭配進一步的腦血管攝影、核磁共振等檢查，才能確診。

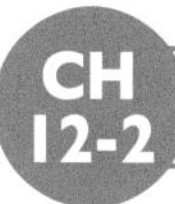

CH 12-2 不可不知的的 2 個腫瘤標記檢測新觀念

觀念1 腫瘤標記不能只看數值，還要看上升速度

前文提到腫瘤標記並不是用來做診斷，而是做為疾病的初步篩檢與追蹤，**當發現數值過高或上升速度過快時，就該進一步做其他相關檢驗**。以PSA攝護腺腫瘤標記為例，一般西醫認為PSA 的「正常值」為4ng／ml，A君、B君、C君3人的PSA檢驗結果都是16ng／ml，其中A君為第1次檢測，過高的指數代表他可能有攝護腺腫瘤，也可能是肝臟、肺部等其他部位發生病變，但也可能沒事，必須進一步檢查才能確定；至於B君，他十多年來每年檢驗都是16ng／ml左右，雖然超標但一直很穩定，所以應該沒什麼問題；而C君1年前的檢驗值為3ng／ml，半年前上升至9 ng／ml，最新檢查結果為16ng／ml，這就是拉警報了！很可能是他體內的癌細胞長太快了，需趕緊徹底檢查。

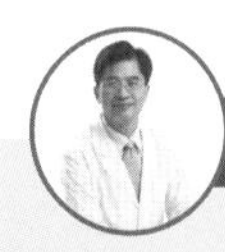

陳博士小講堂

判斷攝護腺腫瘤，不要光看 PSA

攝護腺是男性很重要的器官，50 歲的男性至少 50%有攝護腺問題，年紀越大，機率越高，到了 80 歲，就高達 80%以上。若要初步判斷攝護腺是良性增生或是惡性增生，除了上述提到的 PSA，以「Free PSA 與 PSA 的比值」來篩選會更為精準。一般來說，Free PSA ／ PSA>25%，大部分為

良性攝護腺增生，如果 Free PSA ／ PSA<10%，則可能是惡性攝護腺腫瘤。不過，這種判斷方式雖然比單看 PSA 精準，但也不是絕對正確。我還是要再強調一次：腫瘤指標只能做為參考，不可做為確診依據。

表 12-1 Free PSA 與 PSA 的比值

Free PSA ／ PSA	代表意義
＞－1	正常
＞25%	良性攝護腺增生
＜10%	惡性攝護腺腫瘤

觀念2　確診罹癌，腫瘤標記是很好的追蹤工具

如果已確定診斷出罹癌，我認為腫瘤標記是很好的追蹤工具，在治療時可每3個月測1次，以了解治療效果。根據我在美國行醫的經驗，癌症病患的治療成效好壞，可用主觀和客觀兩種方式判斷：主觀就是患者的精神和體能狀態，因為身體變好變壞，患者自己最有感覺；曾經有個癌症病患，剛來找我治療時，體力差到連彎腰綁鞋帶都覺得困難，等到治療到某個階段時，精神和體力都大有進步，不僅可以和朋友相約爬山，氣色很好，活動量大，甚至還問我可不可以回去上班，這就代表治療是有效的、病人的狀態是有進步的。至於客觀的判斷方式，就是靠腫瘤標記，因為它很方便，只要抽血就可檢測，不像放

射線會對身體造成傷害；當指數下降，就代表患者的治療有效；如果指數快幅上升，則表示患者的狀況正在惡化，治療效果不彰，需考慮改變治療計畫。

陳博士
聊天室

期待自然醫學在台灣扎根

從美國回到台灣，我發現台灣有許多人對自然醫學存在錯誤的認知，以為自然醫學就是民間的自然療法、民俗療法、草藥偏方，或是吃吃營養品、喝喝精力湯等等。事實上，美國的正統自然醫學必須接受醫學院訓練、通過醫師執照考試，治療時以科學為判斷依據、且要善用檢測工具。以我為例，我在美國接受完整的自然醫學訓練，

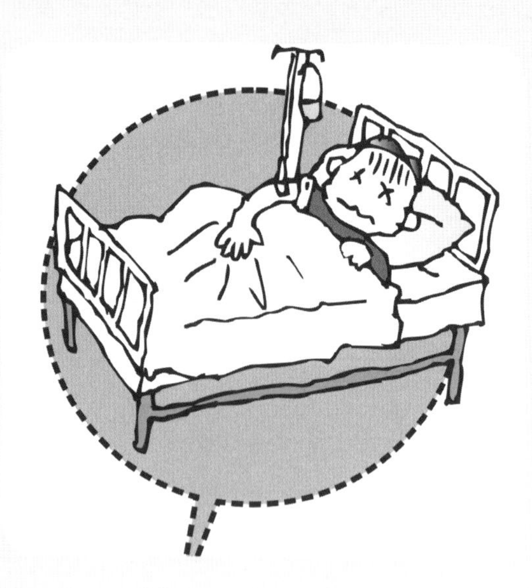

為了挽救台灣人健康日益惡化的頹勢，自然醫學是追求健康的新選擇

領有華盛頓州和加州的自然醫學醫師執照，可以合法診斷和開立處方。

很可惜的是，目前台灣的醫學院並未設立這個科系、醫師執照考也沒開放這個項目；受過美國正統自然醫學訓練的醫師，全台只有寥寥幾人。而民間所謂的自然療法或自然醫學專家，很多都是在家自學或短期課程而成，更造成了魚目混珠。可以說，正統的美國自然醫學醫師要在台灣推廣健康，一方面要受到政府法規的限制，另一方面還會受到民眾和醫護人員的誤解，因此這幾年來，領有執照的華人自然醫學醫師多不願意回台服務。

但是，從我自己習醫、行醫多年的心得來看，台灣對於自然醫學的需求是非常迫切的。台灣人的健康持續惡化，洗腎率居全球第一、癌症罹患率不斷攀升、各種慢性病氾濫成災、上班族有96%健檢報告異常、健保持續虧損、醫護人員常忙得焦頭爛額、健康迷思滿天飛、黑心商品層出不窮……等等，如果能推廣自然醫學的觀念，相信上述亂象便可以慢慢獲得改善。這也是為什麼，這幾年我常常往返美台兩地，就是希望推廣自然醫學的精華，以及正確的健康觀念。當然，這一路走來過程頗為艱辛，但只要是對的事情，不管怎麼困難，還是要去做。而我相信，自然醫學是未來人類健康的希望，目前已經有越來越多的人了解自然醫學的優點，而自然醫學也一定能在台灣深深扎根。

常用臨床實驗室檢查項目一覽表

注意：各項檢驗值的正常範圍僅供參考，因為不同的儀器、檢驗方法、檢驗單位，皆會產生不同的標準值。所有檢驗項目若未特別註明，則以成人血清為準。

檢查項目	中文	美國單位(台灣適用)	轉換倍數	國際單位
25-hydroxycholecalciferol (vitamin D)	維生素 D	30-100 ng/mL	0.4	12-40nmol/L
Albumin	白蛋白	3.5-5.0 g/dL	10	35-50 g/L
Alpha fetoprotein (AFP)	胎兒球蛋白	<44 μg/L	1	<44 μg/L
Amylase	澱粉酶	25-125 U/L	1	25-125 UI/L
Bicarbonate (HCO_3^-)	碳酸氫鹽	110-140 mg/dL	0.164	18-23 mmol/L
Direct bilirubin - Neonates	直接膽紅素 - 新生兒	0-0.6 mg/dL	17.1	0-10 μmol/L
Adults	成人	0-0.3 mg/dL	17.1	0-5 μmol/L
Total bilirubin - Neonates	總膽紅素 - 新生兒	1.0-10.5 mg/dL	17.1	1.7-180 μmol/L
Adults	成人	0.2-1.3 mg/dL	17.1	3-22 μmol/L
Bleeding time (Ivy)	出血時間	< 5 min	1	< 5 min
Calcium (serum)	鈣(血清)	8.4-10.6 mg/dL	0.25	2.10-2.50 mmol/L
Calcium (urine)	鈣(尿液)	< 250 mg/24h	0.25	< 6.2 mmol/d
Chloride (serum)	氯(血清)	96-106 mEq/L	1	96-106 mmol/L
Chloride (urine)-Infants	氯(尿液)嬰兒	2-10 mEq/24h	1	2-10 mmol/d
Children	兒童	14-50 mEq/24h	1	14-50 mmol/d
Adults	成人	110-250 mEq/24h	1	110-250 mmol/d
Total cholesterol	總膽固醇	< 200 mg/dL	0.02586	< 5.2 mmol/L
Cortisol (plasma) 8 AM	腎上腺皮質醇(血漿) 上午八時	6-23 μg/dL	27.59	170-635 nmol/L
4 PM	下午四時	3-15 μg/dL	27.59	82-413 nmol/L
Creatinine (serum)	肌酸酐(血清)	0.6-1.2 mg/dL	88.4	50-110 μmol/L
Creatinine (urine) - Males	肌酸酐(尿液)男	1.0-2.0 g/24h	88.4	8.8-17.6 mmol/d
Females	女	0.8-1.8 g/24h	88.4	7.0-15.8 mmol/d
Creatine kinase (CK, CPK) - Males	肌酸激酶 - 男	20-215 U/L	1	20-215 IU/L
Females	女	20-160 U/L	1	20-160 IU/L
C-reactive protein (CRP)	C 反應球蛋白	0-5mg/L	40	0-200 nmol/L
Erythrocytes (RBCs) - Children	紅血球數 - 兒童	4.5-5.1 million/	1	4.5-5.1 x /L
Males	男	4.6-6.2 million/	1	4.6-6.2 x /L
Females	女	4.2-5.4 million/	1	4.2-5.4 x10^9 /L

檢查項目	中文	美國單位(台灣適用)	轉換倍數	國際單位
Erythrocyte sedimentation rate (ESR)	紅血球沉降速率	0-15 mm/h	1	0-15 mm/h
Ferritin	攜鐵蛋白	20-200 ng/mL	1	20-200 μg/L
Follicle-stimulating hormone (FSH) (plasma)	濾泡刺激素(血漿)			
Males	男	1-8 IU/L	1	1-8 IU/L
Females - follicular phase	女 - 濾泡期	1-11 IU/L	1	1-11 IU/L
luteal phase	黃體期	1-11 IU/L	1	1-11 IU/L
ovulation	排卵期	6-26 IU/L	1	6-26 IU/L
postmenopausal	更年期後	30-118 IU/L	1	30-118 IU/L
Gamma glutamyl transpeptidase (GGT)	γ-谷氨醯轉肽酶	0-51 U/L	1	0-51 U/L
Globulins	球蛋白	23-35 g/L	1	23-35 g/L
Glucose (fasting) (plasma or serum)	血糖(空腹)(血漿或血清)	60-100 mg/dL	0.05551	3.3-5.6 mmol/L
Glycosylated hemoglobin (HbA1c)	糖化血色素	3.6-5.0%	1	3.6-5.0%
Growth hormone (hGH) (fasting)	生長激素(空腹)	0-10 ng/mL	1	0-10 μg/L
Hematocrit - Neonates	紅血球比容 - 新生兒	49-54%	0.01	0.49-0.54%
Children	兒童	35-49%	0.01	0.35-0.49%
Males	男	40-54%	0.01	0.40-0.54%
Females	女	37-47%	0.01	0.37-0.47%
Hemoglobin (Hb) - Neonates	血紅素 - 新生兒	16.5-19.5 g/dL	10	165-195 g/L
Children	兒童	11.2-16.5 g/dL	10	112-165 g/L
Males	男	14.0-18.0 g/dL	10	140-180 g/L
Females	女	12.0-16.0 g/dL	10	120-160 g/L
INR	凝血時間國際標準化比值	0.9-1.1	1	0.9-1.1
Iron - Males	鐵 - 男	75-175 μg/dL	0.179	13-31 μmol/L
Females	女	28-162 μg/dL	0.179	5-29 μmol/L
Iron binding capacity(TIBC)	總鐵結合能力	250-410 μg/dL	0.179	45-73 μmol/L
Lactate dehydrogenase (LDH)	乳酸脫氫酶	50-150 U/L	0.008	0.4-1.7 μmol/L
Leukocytes (WBC), total	白血球總數	3500-9000/μL	0.001	3.5-9.0 $\times 10^9$/L
Differential: Neutrophils	中性白血球	2000-8000/μL 或 45%-73%	0.001	2.0-8.0 $\times 10^9$/L 或 0.45-0.73
Lymphocytes	淋巴球	1600-3300/μL 或 20%-40%	0.001	1.6-3.3 $\times 10^9$/L 或 0.2-0.4
Monocytes	單核球	300-500/μL 或 3%-7%	0.001	0.3-0.5 $\times 10^9$/L 或 0.03-0.07
Eosinophils	嗜酸性白血球	40-440/μL 或 0-4%	0.001	0.04-0.44 $\times 10^9$/L 或 0-0.04
Basophils	嗜鹼性白血球	40-900/μL 或 0-1%	0.001	0.04-0.9 $\times 10^9$/L 或 0-0.01

檢查項目	中文	美國單位(台灣適用)	轉換倍數	國際單位
Luteinizing hormone (LH)	黃體生成激素			
Males	男	1-9 IU/L	1	1-9 IU/L
Females - follicular	女 - 濾泡期	2-10 IU/L	1	2-10 IU/L
mid-cycle	中期	15-65 IU/L	1	15-65 IU/L
luteal	黃體期	1-12 IU/L	1	1-12 IU/L
postmenopausal	更年期後	15-60 IU/L	1	15-60 IU/L
Magnesium (serum)	鎂(血清)	1.3-2.1 mg/dL	0.411	0.65-1.05 mmol/L
Magnesium (urine)	鎂(尿液)	6.0-8.5 mEq/24h	0.411	3.0-4.3 mmol/d
Mean corpuscular volume (MCV)	平均紅血球體積	76-100 fL	1	76-100 fL
Osmolality (serum)	滲透壓(血清)	285-295 mOsm/kg	1	285-295 mmol/kg
Osmolality (urine)	滲透壓(尿液)	38-1400 mOsm/kg	1	38-1400 mmol/kg
Oxygen (arterial saturation)	動脈血氧飽和度	94-99%	1	94-99%
$PaCO_2$(arterial blood gas)	動脈血二氧化碳分壓	35-45 mmHg	0.1333	4.7-6.0kPa
PaO_2(arterial blood gas)	動脈血氧分壓	75-100 mmHg	0.1333	11-13kPa
Partial thromboplastin time (PTT)	部分凝血激酶時間	22-37 sec	1	22-37 sec
pH	酸鹼值(動脈血)	7.35-7.45	1	7.35-7.45
Phosphatase, alkaline(ALP)	鹼性磷酸酶	40-160 U/L	1	40-160 IU/L
Phosphate - Adults	磷酸 - 成人	3.0-4.5 mg/dL	0.333	1.0-1.5 mmol/L
Children	兒童	4.0-7.0 mg/dL	0.333	1.3-2.3 mmol/L
Platelet count	血小板數	150-400x10^3/μL	1	150-400 x10^9 /L
Potassium (serum) - Neonates	鉀(血清)-新生兒	3.7-5.9 mEq/L	1	3.7-5.9 mmol/L
Infants	嬰兒	4.1-5.3 mEq/L	1	4.1-5.3 mmol/L
Children	兒童	3.4-4.7 mEq/L	1	3.4-4.7 mmol/L
Adults	成人	3.5-5.1 mEq/L	1	3.5-5.1 mmol/L
Potassium (urine)	鉀(尿液)	25-125 mEq/24h	1	25-125 mmol/d
Progesterone - Males	黃體素 - 男	0.0-0.4 ng/mL	3.18	0.0-1.3 nmol/L
Females-follicular	女 - 濾泡期	0.1-1.5 ng/mL	3.18	0.3-4.8 nmol/L
luteal	黃體期	2.5-28.0 ng/mL	3.18	8.0-89.0 nmol/L
Prolactin – Males	泌乳激素 - 男	1-20 ng/mL	1	1-20 μg/L
Females	女	1-25 ng/mL	1	1-25 μg/L
Prostate specific antigen (PSA)	攝護腺特異性抗原	0-4.0 ng/mL	1	0-4.0 μg/L
Protein (serum), total	蛋白(血清)-總數	6.0-8.0 g/dL	10	60-80 g/L
Protein (urine)	蛋白(尿液)	<150 mg/24h	1	<150 mg/d
Prothrombin time (PT)	凝血酶原時間	9-12 sec.	1	9-12 sec.

檢查項目	中文	美國單位(台灣適用)	轉換倍數	國際單位
RBC distribution width (RDW)	紅血球分布寬度	11.5-14.5%	1	11.5-14.5%
Reticulocytes	網狀細胞數	25,000-75,000/mL	0.001	25-75 x10^9 /L
Rheumatoid Factor (RF)	類風濕因子	20-30U/mL	1	20-30U/mL
Sodium (serum or plasma)	鈉(血清或血漿)	135-145 mEq/L	1	135-145 mmol/L
Sodium (urine)	鈉(尿液)	40-220 mEq/24h	1	40-220 mmol/d
Specific gravity (urine)	比重(尿液)	1.003-1.030	1	1.003-1.030
Testosterone - Males	睪固酮 - 男	275-875 ng/dL	0.0347	9.5-30 nmol/L
Females	女	23-75 ng/dL	0.0347	0.8-2.6 nmol/L
Pregnant females	懷孕	38-190 ng/dL	0.0347	1.3-6.6 nmol/L
Thrombin time (plasma)	凝血酶時間(血漿)	< 17 sec	1	< 17 sec
Thyroid-stimulating hormone (TSH)	甲狀腺刺激素	0.4-4.8 mU/L	1	0.4-4.8 mU/L
Thyroxine (T4)	四碘甲狀腺素	4-11 μg/dL	12.87	60-140 nmol/L
Thyroxine, free (FT4)	游離四碘甲狀腺素	1.0-2.1 ng/dL	12.87	13-27 pmol/L
Thyroxine-binding globulin (TBG)	甲狀腺素結合蛋白	12-30 mg/L	1	12-30 mg/L
Transaminase - AST (sGOT)	天冬胺酸轉氨酶	7-40 mU/mL	1	7-40 IU/L
ALT (sGPT)	丙胺酸轉氨酶	5-35 mU/mL	1	5-35 IU/L
Triiodothyronine (T3)	三碘甲狀腺素	75-175 ng/dL	0.01536	1.1-2.7 mmol/L
Triiodothyronine, free (FT3)	游離三碘甲狀腺素	0.2-0.5 ng/dL	0.01536	3.1-7.7 pmol/L
Triglycerides	三酸甘油酯	40-150 mg/dL	0.01	0.40-1.50 mmol/L
Troponin I (TnI)	肌鈣蛋白 I	0.00-0.04 ng/mL	1	0.00-0.04 mg/mL
Urea (plasma or serum)	尿素(血漿或血清)	24-49 ng/dL	0.167	4.0-8.2 mmol/L
Urea nitrogen (BUN) (plasma or serum)	尿素氮(血漿或血清)	22-46 mg/dL	0.357	8.0-16.4 mmol/L
Uric acid (serum)	尿酸(血清)	2.0-7.0 mg/dL	59.48	120-420 μmol/L

【最新增訂】

擊敗新冠病毒最佳武器

2019 年底由於新冠病毒（COVID-19）在武漢未被（及時）控制，導致全世界經歷一場百年來最嚴重的疫情。世界各國陸續封城、居家隔離、航班驟減、非民生必需的事業一律關閉。全球至少 40 億人口每天宅在家，經濟活動萎縮、企業陸續倒閉，影響的層面非常深遠，而且疫苗何時成功、有無效果、誰先施打，都還是未知數。

新冠病毒是一種全新的病毒，由於錯過撲滅的黃金時期，幾個月後就廣傳全球，所以未來將常態性存在，你我這一輩子應該都會碰到它。一旦接觸這種病毒，有三種結果，一是健康、二是生病、三是死亡。

糖尿病、腎臟病、腦心血管疾病，屬於高危險群

你是否想過，當你接觸到這病毒後，是走哪一條路呢？大約有一半人口抵抗力很好，沒有症狀、也不發病，在不知不覺中產生抗體。但另一半人口就會陸續產生各式症狀。新冠肺炎比一般流感嚴重多了，如果在二、三天內免疫系統沒有擊退該病毒，接下來就會很痛苦，產生嚴重的呼吸道症狀，甚至有溺水般的感覺，掙扎數周之後死亡。還有很多人產生凝血障礙或血栓，甚至

導致中風與截肢。

為何有些人沒事，有些人被折騰地半死不活，或是一命嗚呼？這就是我在《發炎，並不是件壞事》書中一再提醒讀者的「發炎失控，乃百病之源」。糖尿病、腎臟病、腦心血管疾病，本身就是發炎失控的疾病，而在臨床統計也發現，正是這些人屬於高危險群，罹患新冠肺炎後，死亡率大大增加。

發炎是正常的生理反應，人體藉此清理傷口或排除異物。健康的人，發炎速戰速決，但若有慢性病的話，本來身體就處在「拖泥帶水」的長期發炎狀態。一旦遇到新冠病毒，無法在感染三天內擊退病毒的話，白血球和病毒就在支氣管和肺泡裡劇烈廝殺，產生所謂「細胞因子風暴」，大規模破壞自身組織。

狹窄的肺泡和支氣管內充滿發炎物質和組織液甚至血液，以致無法進行氣體交換，所以患者感覺呼吸困難，像溺水一樣，即使戴了氧氣罩，也無法把氧氣送到全身細胞，即便使用呼吸機，也無法縮短療程。所以，身體有宿疾或體內抗氧化劑不足或呼吸道向來脆弱的人，很容易演變成重症，甚至死亡。

適時補充維生素C、維生素D，維護免疫力

遇到強力病毒或超級細菌，能夠全身而退的人，就是體內抗氧化劑足夠、免疫力正常、八大系統運作順暢的人。要達到此目的，首先要做的，就是要在平時強化「影響健康五大因素」，盡

量要在「飲食、作息、運動、毒素、情緒」各方面達到最佳境界，例如低醣飲食、無毒有機、睡眠黃金4小時、熟睡5小時以上、足量高強度運動與身心運動，有必要的話，補足個人體質比較需要的營養素，例如維生素C、維生素D在維護免疫力方面相當重要。 然後，要隨時注意身體的訊號，哪裡有症狀、不平衡，就要趕緊調整。

除此之外，我們更要善用現代醫療科技，在不傷身的前提之下，依年齡、依家族史，定期做健康檢查。血液健檢報告一旦有任何異常，不必擔心，自然醫學有很多好方法可以迅速改善，千萬不要急著吃藥。我們要盡量查出病因，從根本調整。我不建議用藥物粉飾太平，人工藥物要留在最後不得已的關頭才使用。

在《健檢做完，然後呢？》這本書中，我所提出的方法都是在美國診所累積多年的經驗，效果很好，而且通常沒有副作用，大部分的異常可以在短短幾個月內開始逆轉，甚至恢復正常。書中有不少觀念與新知，超越目前醫療衛教至少10年以上，但絕對經得起時間考驗，例如降血糖、降膽固醇、降血壓，雖然我說的和主流衛教講的不一樣，但效果如何，你可以花幾週時間試試看。你會驚訝，原來要逆轉紅字，一點都不難，前提是方法要正確。

由於新冠疫情，讓世人回到原點，過樸實的居家生活，並開始重視健康。在人生旅途上，我們逐漸看清什麼才是最重要的。希望讀者善用此書，讓身體處在最佳狀態，發揮潛能，貢獻社會。

共勉之。

健檢做完，然後呢？【增訂版】

從自然醫學觀點，拆解數字真相，掌握對症處方，找回健康！

（原書名：健康，不是數字說了算）

作　　者：陳俊旭
特約編輯：黃麗煌、何璧文
美術設計：陳瑀聲
插　　畫：劉素臻、黃筑歆

責任編輯：何　喬
社　　長：洪美華

出　　版：新自然主義
　　　　　幸福綠光股份有限公司
地　　址：台北市杭州南路一段 63 號 9 樓之 1
電　　話：(02)23925338
傳　　真：(02)23925380
網　　址：www.thirdnature.com.tw
E-mail：reader@thirdnature.com.tw
印　　製：中原造像股份有限公司
初　　版：2014 年 6 月
二版六刷：2016 年 9 月
三版六刷：2018 年 7 月
四版十一刷：2024 年 8 月

郵撥帳號：50130123 幸福綠光股份有限公司
定　　價：新台幣 350 元

ISBN 978-957-9528-85-6

總經銷：聯合發行股份有限公司
新北市新店區寶橋路 235 巷 6 弄 6 號 2 樓
電話：(02)29178022 傳真：(02)29156275

照片提供：典匠資訊股份有限公司
　　　　　維爾康天然小舖 p.188

國家圖書館出版品預行編目資料

健檢做完，然後呢？從自然醫學觀點，拆解數字真相，掌握對症處方，找回健康！/ 陳俊旭著. -- 四版. -- 臺北市：新自然主義，幸福綠光，2020.6
面；　公分

ISBN 978-957-9528-85-6
1. 健康檢查 2. 檢驗醫學

412.51　　109008278

新自然主義